中医药标准化培训教材

中医药标准化
基础知识与应用

国家中医药管理局中医药标准化工作办公室
中国中医科学院中医药标准研究中心
中国中医科学院中医临床基础医学研究所
中国标准化协会中医药标准化分会
组织编写

中国中医药出版社
·北　京·

图书在版编目（CIP）数据

中医药标准化基础知识与应用 / 国家中医药管理局中医药标准化工作办公室，中国中医科学院中医药标准研究中心，中国中医科学院中医临床基础医学研究所，中国标准化协会中医药标准化分会组织编写 . —北京：中国中医药出版社，2018.1

ISBN 978-7-5132-4003-1

Ⅰ . ①中…　Ⅱ . ①国…　②中…　③中…　Ⅲ . ①中国医药学—标准化—基本知识　Ⅳ . ① R2-65

中国版本图书馆 CIP 数据核字（2017）第 018814 号

中国中医药出版社出版

北京市朝阳区北三环东路 28 号易亨大厦 16 层

邮政编码　100013

传真　010-64405750

赵县文教彩印厂印刷

各地新华书店经销

开本 787×1092　1/16　印张 14.5　字数 236 千字

2018 年 1 月第 1 版　2018 年 1 月第 1 次印刷

书号　ISBN 978 – 7 – 5132 – 4003 – 1

定价　56.00 元

网址　www.cptcm.com

社 长 热 线　010-64405720

购 书 热 线　010-89535836

维 权 打 假　010-64405753

微信服务号　zgzyycbs

微商城网址　https://kdt.im/LIdUGr

官 方 微 博　http://e.weibo.com/cptcm

天猫旗舰店网址　https://zgzyycbs.tmall.com

如有印装质量问题请与本社出版部联系（010-64405510）

指导委员会

编写委员会

序

标准是衡量事物的准则，是学科成熟程度的标志，是中医药学科发展的必然需求，是最高层次的科研成果。标准化的意义，就在于能够在一定范围内持续获得最佳秩序和效益，从而不断推动经济发展和社会进步。标准在制定过程中具有综合性和共识性，在执行过程中具有权威性和约束力，并随着时空的转化不断地提高、不断地修订，因此标准制修订工作是一项长期的工作。经济全球化的今天，标准成为经济、科技竞争的制高点，标准化深刻影响着经济、社会、政治、文化的发展。同样，也深刻影响着中医药的发展。

人才是中医药标准化事业的根本，在中医内科常见病诊疗指南项目和 WHO 西太区传统医药临床实践指南项目组织实施过程中，我常要求各起草小组，带着学生或者年轻人一起参会，请他们在会上谈体会、讲认识，鼓励他们多思考、多学习，采用这种方式，培养了一批承担中医药标准化工作的人员。我国中医药标准化尚处于起步阶段，缺乏中医药标准化人才。中医药标准化人才的短缺，无论从数量，还是专业结构和综合素质上看，都表现为整体性和普遍性的缺乏。懂中医药技术的不懂标准，懂标准的不懂中医药技术，两者兼备者甚少。另外，国际标准化工作经验缺乏，外语能力和文字表达能力有限，需要尽快培养一批中医药标准化专业队伍和后备人才队伍。

中医药标准化人才队伍建设要开展不同层次的人才培养。第一个层次，对行业内普及标准化知识，使行业内专业技术人员能够了解标准，自觉运用标准。第二个层次，对具有一定实践经验的标准化人员应及时进行系统培训，使他们不断接受标准化方面的新知识、新理论，迅速提高他们的业务素质和业务水平。第三个层次，对专业从事中医药标准化工作的人员，加强中医药行业专业知识、标准化相关知识、专业外语和涉外英语的培训，使这些人员真正熟悉和掌握国际标准规则，尽快成长为国际化和复合型的标准化人才。

中国中医科学院中医临床基础医学研究所标准规范研究中心团队以中青年为主，朝气蓬勃，先后出版了《基于循证医学的中医临床实践指南编制方法与范例》《ISO 中医药国际标准制定指南》等标准化专著。此次基于近年来的标准化工作经验和知识积淀，编纂了《中医药标准化基础知识与应用》一书，读者定位在上述的第一个层级人群，旨在作为入门级的标准化专著，为中医药行业内有更多学标准、懂标准、用标准的人提供知识来源。

中医药标准化工作虽然取得了一定的成绩，但任重道远，冀望该团队继续努力，为推进中医药标准化建设贡献自己的力量。

王永炎

2017 年 8 月 14 日

前 言

标准是经济活动和社会发展的技术支撑，是国家治理体系和治理能力现代化的基础性制度。标准化工作一直受到党和国家的高度重视。党的十八大以来，习近平总书记就标准化工作做出了一系列重要论述。他指出，加强标准化工作、实施标准化战略，是一项重要和紧迫的任务，对经济社会发展具有长远的意义。标准决定质量，有什么样的标准就有什么样的质量，只有高标准才有高质量。谁制定标准，谁就拥有话语权；谁掌握标准，谁就占据制高点。2015 年，国务院印发了《深化标准化工作改革方案》（国发〔2015〕13 号），提出建立高效权威的标准化统筹协调机制，整合精简强制性标准，优化完善推荐性标准，培育发展团体标准，放开搞活企业标准，提高标准国际化水平六大改革措施，实现建立政府主导制定的标准与市场自主制定的标准协同发展、协调配套的新型标准体系，健全统一协调、运行高效、政府与市场共治的标准化管理体制，形成政府引导、市场驱动、社会参与、协同推进的标准化工作格局，有效支撑统一市场体系建设，让标准成为对质量的“硬约束”，推动中国经济迈向中高端水平的总体目标。标准在保障产品质量安全、促进产业转型升级和经济提质增效、服务外交外贸等方面的作用，越来越受到重视。

中医药标准化是中医药事业发展的重要组成部分，对引领和支撑中医药事业发展具有重要意义。国务院发布的《中医药发展战略规划纲要（2016—2030 年）》中，“标准”词条共出现 27 次，几乎贯穿在中医药行业发展的各个领域，战略规划将“完善中医药标准体系”作为未来十五年中医药发展的保障措施，提出要开展中医药标准化工程研究。2017年7月1日，《中医药法》正式实施，其中提及“标准”10处，第五十条明确提出要加强中医药标准体系建设，根据中医药特点对需要统一的技术要求制定标准并及时修订。习近平总书记在2016年全国卫生与健康大会的讲话中，强调了要建立健全适合中医药发展的标准体系。李克强总理、刘延东副总理也多次批示要加强中医药标准化相关工作。这就要求我们处理好标准化建设与中医药事业全局发展之间的关系，深刻认识中医药标准在中医药事业发展中的战略性、基础性和全局性地位。

标准是中医药事业发展的重要技术支撑，其中人才是关键。“十二五”以来，国家中医药管理局委托有关部门开展了标准化培训工作，局标准化工作办公室组织实施了2012年、2013年公共卫生专项资金中医药标准化培训项目，针对不同的培训对象，设计不同的培训内容，组织42家中医药标准化研究推广基地建设单位先后开展了中医药标准化高级人才培训、中医药标准应用评价人员培训、中医药标准临床应用骨干培训等，共培训了3万余人次，为中医药标准化人才队伍建设打下了良好的基础。为进一步推动中医药标准化发展，普及中医药标准化知识，提升承担标准化工作的技术能力和水平，我们在前期组织开展的中医药标准化基础知识培训、应用知识培训及中医临床诊疗指南应用推广培训等的基础上，组织编写了《中医药标准化基础知识与应用》一书。本书以理论叙述和实践举例相结合的方式，分9章介绍了中医药标准化基础知识、组织管理机构、标准体系、标准编写方法、标准制定程序、标准评价方法、战略研究方法、知识产权保护及国际标准化等有关内容，并附上中医药标准化相关政策文件，供读者在本书阅读过程中学习和参考。本书在编写过程中参考了我国现行的标准化法律法规，吸取了近年来中医药标准化研究制定工作及标准化支撑体系建设过程中的动态和成果，并融入了近年来从事中医药标准制订、修订和管理工作的实践经验，希望能为我国中医药领域标准化学科知识普及、标准化人才队伍建设尽一份微薄之力。

中医药标准化学科建设仍处于不断成熟和完善之中，许多理论和实践问题有待进一步研究和探索。我们在编写过程中，力求以简洁、规范的语言表达标准化的理论、基础及最新研究成果。本书在初稿完成后，邀请中国计量学院周立军教授、标准化专家赵祖明教授为本书的技术内容进行指导，在此表示诚挚的感谢。由于本书编者水平和时间有限，难免有不足之处，希望广大读者提出宝贵意见，以便进一步修改完善。

《中医药标准化基础知识与应用》编写组

2017 年 9 月 30 日

目　录

附 录

第一章
标准化与中医药标准化

第一节　标准与标准化

一、标准初认识

在日常生活中，我们经常听到的一句话是："这个东西达标了吗？"所谓的达标，就是指满足了标准的要求。什么是标准？为了更好地理解标准，下面给出几个例子，让大家从日常生活的角度理解标准是什么。

例一：

图 1–1 是某酸奶的标签，其中指出，该产品执行 GB2746，"GB"代表国家强制性标准，该标准的名称是《酸牛乳》，2746 是标准编号，我们购买的许多商品中都具有"产品标准"（或"执行标准"）这一非常重要的信息。

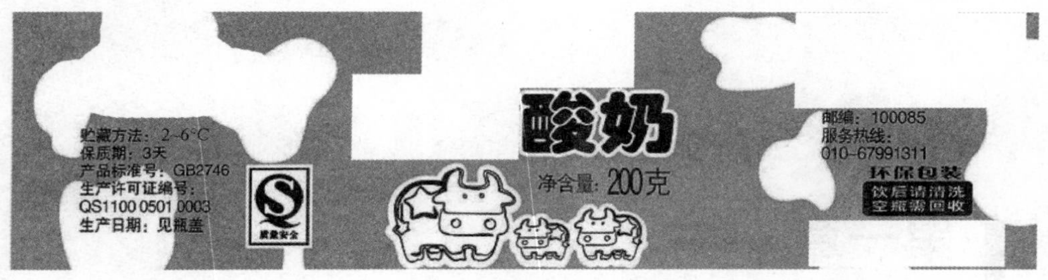

图 1–1　酸奶标签示例

例二：

图 1–2 是卫生间的标识。卫生间标识的多样化有时会造成困扰，带来使用的不方便。而通过统一的标识，可以消除因地区、文化等差异带来的使用不便，这就是标准化中非常重要的原理——统一化。

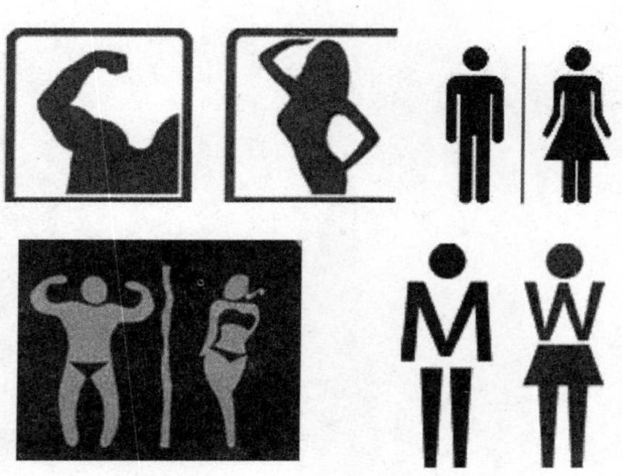

图 1–2　卫生间标识示例

例三：

"三鹿"奶粉事件。蛋白质含量是奶粉制品的重要质量特性指标，但是直接测量蛋白质含量技术上比较复杂，成本也比较高，不适合大范围推广，所以业界常常使用一种叫作“凯氏定氮法（Kjeldahl method）”的方法，通过食品中氮原子的含量来间接推算蛋白质的含量。也就是说，食品中氮原子含量越高，蛋白质含量就越高。因此，三聚氰胺被派上了大用场。为什么要用三聚氰胺呢？关键是其含氮量很高，但生产工艺简单、成本很低。有人估算，在植物蛋白粉和饲料中使蛋白质增加一个百分点，用三聚氰胺的费用只有真实蛋白质原料的1/5，所以“增加”产品的表观蛋白质含量是添加三聚氰胺的主要原因。三聚氰胺作为一种无气味的白色结晶粉末，掺杂后不易被发现，这也助长了掺假、造假者不道德行为的发生。“三鹿”奶粉事件从标准的角度来看，也存在标准制定方面的不足和缺陷。

通过上面的几个例子可以看到，标准与我们的生活息息相关，渗透到衣、食、住、行的方方面面，我们时刻都在和标准打交道，是标准的使用者和受益者。

二、标准和标准化的基本概念

（一）标准

1. 标准的概念　国家标准 GB/T 20000.1–2002《标准化工作指南　第 1 部分：标准化和相关活动的通用词汇》中对“标准”的定义是：“为了在一定范围内获得最佳秩序，经协商一致制定并由公认机构批准，共同使用的和重复使用的一种规范性文件。”并注明：“标准宜以科学、技术和经验的综合成果为基础，以促进最佳的共同效益为目的。”该定义源自 ISO/IEC 指南 2：1996 的国际标准，即对之修改采用的 GB/T 20000.1–2002。

在 2014 年国家标准又出台了 GB/T 20000.1–2014《标准化工作指南　第 1 部分：标准化和相关活动的通用术语》，系修改采用了 ISO/IEC 指南 2：2004 国际标准的国家标准。

GB/T 20000.1–2014 之 5.3 条给出了标准的最新定义：

“通过标准化活动，按照规定的程序经协商一致制定，为各种活动或其结果提供规则、指南或特性，供共同使用和重复使用的文件。

注 1：标准宜以科学、技术和经验的综合成果为基础。

注 2：规定的程序指制定标准的机构颁布的标准制定程序。

注 3：诸如国际标准、区域标准、国家标准等，由于它们可以公开获得以及必要时通过修正或修订保持与最新技术水平同步，因此它们被视为构成了公认的技术规则。其他层次上通过的标准，诸如专业协（学）会标准、企业标准等，在地域上可影响几个国家。”

标准的含义可以从以下几个方面进一步了解。

（1）标准都是在一定范围内适用。每个标准都应界定出该标准的适用范围，这一点对于标准的使用者来讲非常关键，因为使用者要规范的对象在标准的适用范围内，他才关心该标准。适用范围对于标准的制定者也非常重要，他所确立的标准内容，一定局限在该适用范围内。

（2）标准的实施是为了使有关的工作获得最佳秩序（效果）。但这种最佳是相对的，随着技术、管理水平的提高，为获得最佳效果其内容也需要变化，这就使得标准内容会不断得到改进，即标准要不断进行修订，使标准的水平得到提升。

（3）标准制定一定要取得各有关方的协商一致。由于标准是各相关利益方都关心的文件，所以在制定中肯定有不同的意见，因而在标准制定中就需要不断进行协调，获得协商一致。所谓协商一致并非指全部同意，而是指多数同意并且没有强烈的反对意见。

（4）通过标准化活动，按照规定的程序，最终标准一定会由一个公认的机构批准，如国家标准就是由我国的国家标准化行政主管部门发布，各行业的标准就是由各行业的标准化行政主管部门发布等，而企业标准则是由本企业的标准化委员会或标准化领导组之类，企业认可的机构批准发布。

（5）标准是共同使用、重复使用的文件。某些一次性出现的事物不需要制定标准，某一方单独使用的文件也不一定要制定标准，只有大家或多数都希望共同遵守的，而又反复出现的事物，为了规范它，并且需要共同使用和重复使用时，才需要制定标准。

2. 实物标准和文本标准　标准可分为实物标准和文本标准。实物标准常见的有标准物质、标准计量器具或样品实物等；文本标准以文字符号、图表等形式记录在纸质上或电子媒介上。现在通常所说的标准，一般指的是文本标准。

3. 标准与规范性文件、技术规范、法规的区别

（1）标准与规范性文件：GB/T 20000.1–2002《标准化工作指南　第1部分：标准化和相关活动的通用词汇》对“规范性文件”的定义是：“为各种活动或其结果提供规则、导则或规定特性的文件。”“规范性文件”是诸如标准、技术规范、规程和法规等这类文件的通称。

GB/T 20000.1–2014《标准化工作指南　第 1 部分：标准化和相关活动的通用术语》中稍有变化，其中：

5.1　规范性文件：为各种活动或其结果提供规则、导则或规定特性的文件。

注 1："规范性文件"是诸如标准、规范、规程和法规等文件的通称。

注 2："文件"可理解为记录有信息的各种媒介。

5.2　标准化文件：通过标准化活动制定的文件。

注："标准化文件"是诸如标准、技术规范、可公开获得规程、技术报告等文件的通称。

5.5　规范：规定产品、过程或服务应满足的技术要求的文件。

5.6　规程：为产品、过程或服务全程序生命周期的有关阶段推荐良好惯例的文件。

根据以上定义可以看出，标准也是规范性文件的一种，但与一般规范性文件相比，其特殊性在于：标准的制定在取得各有关方协商一致的同时，必须由一个公认的机构批准发布，并且是大家共同使用和重复使用的文件。

（2）标准与技术规范：GB/T 20000.1–2002《标准化工作指南　第 1 部分：标准化和相关活动的通用词汇》对"技术规范"的定义是："规定产品、过程或服务应满足的技术要求的文件。"这和 GB/T 20000.1–2014《标准化工作指南　第 1 部分：标准化和相关活动的通用术语》中对"规范"的定义完全一样。由此可见，"技术规范"和"规范"是完全一致的。从这个定义可以看出，"技术规范"和"规范"也是一种文件，是规定技术要求的文件。它和标准的区别在于，这种文件没有经过标准制定的程序，但它和标准又是有联系的。首先，标准中的一些技术要求可以引用"技术规范"和"规范"，这样的技术规范或技术规范中的某些内容就成为标准的一部分。其次，如果技术规范本身经过了标准制定程序，协商一致后，并由一个公认机构批准，则这个技术规范就可以成为标准，若没有经历该程序，仍然不能算是标准。

（3）标准与法规：GB/T 20000.1–2002《标准化工作指南　第 1 部分：标准化和相关活动的通用词汇》对"法规"的定义是："由权力机构通过的有约束力的法律性文件。"这和 GB/T 20000.1–2014《标准化工作指南　第 1 部分：标准化和相关活动的通用术语》中对"法规"的定义基本一样，只是将"机构"修改为

“机关”而已。该标准对“技术法规”也有定义:“技术法规:规定技术要求的法规，它或者直接规定技术要求，或者通过引用标准、规范或规程提供技术要求，或者将标准、规范或规程的内容纳入法规中。

注：技术法规可附带技术指导，列出为了遵守法规要求可采取的某些途径，即视同符合条款。”

根据《中华人民共和国立法法》，我国的法律体系由法律、行政法规、地方性法规、自治条例和单行条例、规章组成。

法规与标准的主要区别在于：法规是由国家立法机构发布的规范性文件，标准是由公认机构发布的规范性文件。法规在其辖区内具有强制性，所涉及的人员有义务执行法规的要求；而标准的发布机构没有立法权，所以推荐性标准只能是自愿性的，供有关人员自愿采用，但《标准化法》规定强制性标准必须执行。

法规与标准又是有联系的。标准涉及的是技术问题，为了保护人类健康、安全等目的；法规中也常常涉及技术问题，通常这类法规叫技术法规。技术法规也常常引用标准。

（二）标准化

国家标准 GB/T 20000.1–2002《标准化工作指南　第 1 部分：标准化和相关活动的通用词汇》中对“标准化”的定义是:“为了在一定范围内获得最佳秩序，对现实问题或潜在问题制定共同使用和重复使用的条款的活动。”

注 1：上述活动主要包括编制、发布和实施标准的过程。

注 2：标准化的主要作用在于为了其预期目的改进产品、过程或服务的适用性，防止贸易壁垒，并促进技术合作。

GB/T 20000.1–2014 之术语和定义 3.1“标准化”与之相比略有变化:“为了在既定范围内获得最佳秩序，促进共同效益，对现实问题或潜在问题确立共同使用和重复使用的条款以及编制、发布和应用文件的活动。

注 1：标准化活动确立的条款，可形成标准化文件，包括标准和其他标准化文件。

注 2：标准化的主要效益在于为了产品、过程或服务的预期目的改进它们的适用性，促进贸易、交流以及技术合作。”

GB/T 20000.1–2014 之第 4 章“标准化的目的”还标有一个注：标准化的一般目的是基于 3.1 的定义，标准化可以有一个或更多特定目的，以使产品、过程或服务适合其用途。这些目的可能包括但不限于品种控制、可用性、兼容性、互换性、健康、安全、环境保护、产品防护、相互理解、经济绩效、贸易。这些目的可能相互重叠。

可以看出：

1. 标准化活动包括标准的研制、发布、实施、监督检查、评价改进（修订）等内容。

2. 标准化的作用主要体现在为了实现预期目的改进产品、过程或服务的适用性，防止贸易壁垒，并促进技术合作。

三、标准化的作用

标准在国际社会上发挥着日益重要的作用。在经济全球化深入发展和科学技术日新月异的时代背景下，标准已成为国家发展的战略性资源，在促进世界经济贸易发展、维护国际社会秩序、保障国际生产和生活安全等方面发挥着越来越重要的作用。

在经济全球化的条件下，标准已经成为经济、科技竞争的制高点，成为技术创新和成果推广应用的有效途径，成为质量管理和保障产品质量安全的技术依据，成为促进国际贸易和实施贸易技术壁垒的重要工具。标准化已涉及经济社会生活的各个领域，深刻影响着经济、政治、社会、文化的发展。具体表现在：

1. 为科学管理奠定基础。

2. 避免重复性劳动，使社会各项生产协调、有序，促进经济全面发展，提高经济效益。

3. 消除贸易障碍，促进国际技术交流和贸易发展。

4. 促进新技术和新科研成果的推广应用，促进技术进步。

5. 保证各生产部门的活动在技术上保持高度统一和协调，为组织现代化生产创造前提条件。

6. 推动企业产品品种合理简化、零部件系列化、通用互换，从而缩短研制生产周期，提高企业应变能力，满足社会需求。

7. 促进节约和安全。

8. 便于管理、监督、控制产品质量，维护消费者利益。

四、标准化原理

标准化原理，是标准化活动基本规律和本质的理论概括，是在大量标准化活动实践基础上，经过归纳提炼而形成的共识，进而指导标准化实践，并在标准化实践中不断完善、提高。1974 年，以李春田为代表的中国标准化工作者首次提出“优化、统一、简化是标准化的基本方法”“在优化的基础上统一和简化是标准化最基本的特点”。1980 年前后，又进一步概括为“统一”“简化”“优选”和“协调”，形成了较为系统的理论标准化方法原理，主要包括简化原理、统一原理、协调原理和优化原理等。

1. 简化原理 简化是标准化的最基本的原理，标准化的本质就是简化。简化不是随心所欲的抛弃，而是通过标准化活动把多余的、可替换的、低功能的环节简化掉。既必要又合理的简化才能达到“总体功能最佳”。

2. 统一原理 为了保证事物发展所必需的秩序和效率，对事物的形式、功能或其他特性，确定适合于一定时期和一定条件的一致规范，并使这种一致规范与被取代的对象在功能上达到等效。

3. 协调原理 标准本身就是协调的产物。所谓协调，原意是指协和一致、配合有力。在标准制定和实施标准化过程中，主要是指做好相应的干预、说明、解释和配合工作。一项标准往往还能涉及许多利益相关方，如果没有协调，标准化的工作就很难开展。为了使标准的整体功能达到最佳，并产生实际效果，必须通过有效的方式协调好系统内外相关因素之间的关系。

4. 优化原理 标准化的最终目的就是取得最佳效益。因此，在标准制定和实施过程中，一定要贯彻优化原则。优化原理就是按照特定的目标，在一定的条件下不断调整各种要求和目标，使所要进行标准化的对象达到更好的效果。

五、标准化发展历程

1. 萌芽阶段 标准化诞生于远古时代人类社会形成的过程中，它最初表现为一种无意识的行为。在世界各地的博物馆中人们可以看到，远古时代人们用石头制成的砍砸器、石刀等，这些石器共同的特点就是形状惊人的相似，比例大小相差不多。这种原始的、朴素的思维和方法，是当时人们无意识的标准化，是人类第一次伟大的标准化创举，它推动了人类文明的形成和发展。

2. 古代标准化阶段 为确保产品等价交换，必须建立社会产品的衡量准绳，对交换物的轻重、长短进行计量，这直接导致了古代社会度、量、衡的产生。尽管在不同历史时期，作为计量单位的工具不同（如麦粒、竹筒、手指等），但随着生产发展，计量器具和计量单位逐步得到统一，如秦始皇统一中国后，规定

“车同轨，书同文”，这是史书上对当时中国标准化方面的重要记载。当时颁布的《金布律》规定了布匹的尺寸标准;《田律》规定了农业和种子的耕作使用范围。随着手工业的不断发展，许多技术逐步发展，最终形成反映当时科技发展最高水平的技术或专著，如春秋末期齐国《考工记》记录了30项手工业生产的技术规范、制造工艺，其中关于车轮技术和检验方法的技术规定在今天看来就是一部严密而科学的车轮质量标准。

3. 近代标准化阶段　近代标准化主要以大机器工业为基础，对经济发展产生了重要推动作用。近代社会生产力的极大提高，为标准化提供了大量实践经验和系统实验手段，使得标准化活动发展成为有明确目标和有系统组织的社会性活动。

标准化作为提高生产效率和产品质量，满足交通运输便利化迅速扩张市场的需要的根本途径，受到人们的普遍重视。人们通过标准化实现产品批量化生产和零部件交换，以及专业化分工引起的协调问题。典型事件是：1798年，美国人艾利·惠特尼发明了工序生产方法，设计了专用机床和工装用以保证加工零件的精度，首创了生产分工专业化、产品零件标准化的生产方式，惠特尼因此被誉为“标准化之父”；1985年1月，英国钢铁公司H.J斯开尔顿在《泰晤士报》上发表文章，呼吁英国桥梁工程师简化钢材钢梁和型材尺寸规格以降低成本；1901年，英国工程标准委员会——世界上第一个国家标准化组织——应运而生，标志着标准化从此步入了一个新的发展阶段。之后，在不长的时间内，先后有25个国家成立了国家标准化组织。二战时期，由于军需品的互换性很差，规格不统一，导致盟军的供给异常紧张，许多物品需要长距离运输，为此，军需部门强调标准化，形成了一批军工新标准。战后重建时期，英国、美国、法国、日本、前苏联等发达国家又应用标准化治理产品品种、规格泛滥，成为调整产业结构、保障国家资源合理利用、提高生产力的重要手段。这一时期，各国将标准化作为提升本国经济实力、强化在国际经济竞争中优势地位的重要手段，纷纷建立起本国的工业标准体系。目前，世界上已有100多个国家和地区成立了国家标准化组织，国家标准化和国际标准化已成为人类社会必不可少的因素。

4. 现代标准化阶段　第三次科技革命完成至今，是现代标准化阶段。正在迅速兴起的世界范围的新技术革命和以WTO为标志的经济全球化，推动标准的国际化迅速发展，这个阶段标准有以下特点：一是系统性。社会大生产、全球分工协作决定了标准化活动不可能继续局限于某产品的个别标准，必须摆脱传统方式，从系统角度建立与技术水平和生产规模相适应的标准系统，通过标准系统实现协调和统一。二是国际性。国际贸易全球化、跨国公司生产全球化、地区经济一体化都直接影响着世界各国的标准化。随着信息化技术革命以及经济全球化的发展，各个国家都在积极地参与国际标准化活动，为提升产品的国际竞争力创造条件。三是领域前沿化。面对信息时代高新技术发展的要求，近年来，美国、西欧国家、日本等已把本国标准化活动重点转向高新技术领域，如生物科技、材料科学、计算机技术、纳米技术等，力图巩固在先进技术领域的标准化主导权。四是手段现代化。信息技术、网络技术、数字技术的发展，为标准化提供了更加先进的工具和手段。

第二节 中医药标准与标准化

一、中医药标准的概念及制定范围

中医药标准，是指对中医药领域需要协调统一的事项制定的各类技术规定。中医药标准是为在中医药领域内获得最佳秩序，实现最佳共同效益，以中医药科学、技术和经验的综合成果为基础，按规定的程序和要求，经各有关方协调一致制定并由各相关方公认的机构批准，以一定形式发布的规范性文件。

《中医药标准制定管理办法（试行）》（国中医药法监发〔2012〕45号）指出，对下列事项，应当制定中医药标准。

——中医药基础及通用标准。

——中医医疗保健服务相关标准。

——中药相关标准。

——中医科研、教学有关的技术要求和方法。

——中医药行业特有的设备、器具的技术要求。

——其他需要统一的中医药技术要求。

二、中医药标准化

中医药标准化是指综合运用“统一、简化、协调、优化”的标准化原理，对中医药医疗、保健、科研、教育、产业、文化和管理等各个环节、过程和对象，通过制定标准、实施标准，推动中医药学术发展，促进中医药成果推广，规范中医药行业管理，保障中医药质量安全，推进中医药现代化，促进中医药国际传播，从而取得良好的经济效益和社会效益，以引领和支撑中医药事业全面发展为目的的一系列活动过程。2012 年在贵阳召开的中医药标准化座谈会上，国家中医药管理局局长王国强对中医药标准化的意义做了深刻的论述，指出：

1. 标准化是推动中医药学术发展的必然要求　标准是衡量学科成熟度的重要标志，是体现学术发展和技术水平的重要方面，也是推动中医药学术进步的有效方式。中医药标准的制（修）订，体现了最新的学术进展，集中了行业专家的智慧，形成了广泛的共识，必将能够从整体上提高中医药的学术水平。中医药标准的研究制定、实施、修订、再实施、再修订的不断循环的过程，就是不断推动中医药继承创新、学术进步的过程。

2. 标准化是保持和发挥中医药特色优势的有效载体　标准是技术整合凝聚的结晶，通过对中医药的科学属性、理论体系、防治原则、技术方法等进行梳理，运用现代标准化的形式，将中医药已有的理论成果和诊疗方法系统、完整地保存固定下来，加以大力推广，并形成制度机制，不仅可以将中医药的特色通过标准这个载体固定下来，还能更好地促进中医药特色优势的发挥。

3. 标准化是规范中医药行业管理的重要手段　标准是对法律法规的完善和补充，具有很强的规范性，是政府推进依法行政、履行管理职能、加强市场监管、强化行业管理、提供优质高效的公共服务的必要手段。标准化作为一项重要的技术制度，通过制定、实施中医药标准并对实施情况进行监督，能够紧密贴近发展实际，遵循中医药自身发展规律，使中医药的管理更加科学、公开、公正、透明，进一步提高政府公信力，为中医药事业提供良好的发展环境。

4. 标准化是保障中医药质量安全的基本依据　标准是质量安全的前提和基础，质量的根本是标准，提升中医药服务质量是推进标准化工作的根本出发点和落脚点。中医药标准是指导中医药服务的基础依据，是规范中医药服务行为的基本准则。中医医疗服务作为涉及人体生命健康的技术服务，每一个环节都有保障质量安全的技术要求。中医药医疗质量相关标准的制定实施，能够促进中医诊疗活动更加规范，维护医患双方的合法权益。中药产品质量安全标准的实施，能够保障广大人民群众的用药安全，进一步提高中医药医疗服务水平。

5. 标准化是中医药成果推广与传播的重要形式　中医药标准是通过对中医药的实践经验、科研成果进行系统整理的基础上，用标准规范形式呈现的技术规定，是中医药技术积累、技术创新与技术传播的平台。标准具有权威性、共识性、制度性，一旦发布，易被广泛传播和应用。随着中医药标准的研究制定和中医药标准体系的系统性建设，越来越多的中医药成果将通过中医药标准应用推广被广泛传播。

6. 标准化是推进中医药现代化的重要途径 标准化是现代化的重要标志和表现形式。中医药标准化符合时代发展趋势，在事业方面，中医医、教、研、产等各领域的发展，离不开标准化的支撑；在学术方面，只有用标准化、规范化的形式承载中医理论和医疗技术，中医药学才能与时俱进，有更加广阔的发展空间。运用现代科学理论和技术手段，制定科学评价方法和标准，以标准化带动现代化，才能更好地适应时代需求，促进中医药现代化发展。

7. 标准化是促进中医药国际传播的迫切需要 标准是现代国际贸易的基本规则，通过中医药标准化，使中医药产品、服务达到国际技术交流合作与贸易的条件要求，符合国际惯例，促进中医药更好地走向世界，进一步推动中医药资源优势转化为产业、文化和经济优势，保持我国中医药在国际传统医学领域的话语权和应有地位。同时，标准也是国际贸易壁垒的重要措施和手段，各国通过制定实施符合国际贸易规则的技术标准，来限制不符合本国标准服务和产品的进口，保护本国的利益。

三、我国中医药标准化发展历程

（一）古代中医药标准化

在古代，中医药的发展中就体现了标准化的概念，从秦汉时期开始就有一些对医药的记载，这些典籍对中医药行业的发展以及百姓日常保健活动都有重要的指导作用。其中，最有代表性的如东汉末年医圣张仲景著的《伤寒杂病论》、唐代孙思邈著的《大医精诚》、明代李时珍著的《本草纲目》等，这些经典从诊疗规范、医德医术、中药质量等方面对中医药从业人员起到了标准规范的作用。

1. 中医标准

（1）《伤寒杂病论》：为汉代名医张仲景著，后分为《伤寒论》和《金匮要略》两书。《伤寒杂病论》提出了理、法、方、药的辨证论治原则和六经辨证的规范，自唐宋以来，该书广为流传，影响遍及全球。该书确立了理、法、方、药的辨证论治规范。

（2）《证治准绳》：明代王肯堂编撰，论述 131 种病证的证治规范。书中“医家五戒”“医家十要”为医生制定守则，提出医德、医术等方面的行为准则，在中国医德史上颇有影响。

2. 中药标准

（1）《雷公炮炙论》：南朝（宋）药物学家雷敩著，为中医学现存最早的一部炮制学专著，系统地讨论了有关药物的性味、炮炙、煮熬、修治等理论及具体操作方法，并对操作过程及其实验数据有较详细的记录。该书是我国第一部炮制规范。

（2）《新修本草》：于 659 年由唐政府正式颁行，是世界上第一部由政府组织编撰并颁行的国家药典。

3. 针灸标准

（1）《灵枢》：详细记载了镵针、圆针、鍉针、锋针、铍针、圆利针、毫针、长针和大针九类针具的起源、命名、形状、用途及禁忌，确定了我国最早的针具标准。

（2）针灸铜人：针灸铜人由宋代王惟一研制，铜人的高度与正常成年人相近，胸背前后两面可以开合，体内雕有脏腑器官。铜人表面镂有穴位，穴旁刻题穴名。以黄蜡封涂铜人外表的孔穴，其内注水。如取穴准确，针入而水流出；取穴不准，则针不能刺入。针灸铜人统一了针灸穴位，是针灸学规范和教学模型，推进了经络腧穴教育的形象化和标准化。

4. 养生标准

（1）导引图：出土于马王堆三号汉墓，是现存最早的医疗保健体操图。图中描绘了 44 个不同性别和年龄人的各种导引动作，并标明了该导引可以防治的疾病。各图多系徒手动作，也有一些深呼吸动作及少量使用工具的动作。

（2）五禽戏：由东汉名医华佗创制，五禽戏是古代的医疗体操，开创了中医学保健体操的先例。

5. 中医药管理标准　周代不但已有医学分科，还建立了完整的医政组织和医疗考核制度。医生一年考核一次，视其成绩制订其级别和俸禄。医缓，春秋时秦国名医，他与医和一起，是有历史记载的最早的职业医生。唐政府于 624 年建成唐太医署，是第一所由国家开办的正式医学专科学校。唐太医署由行政、教学、医疗、药工四大部分组成，与现在医学院（校）的教育行政机构设置类似。《宋会要辑稿》是有关宋代典章制度最原始、最丰富的史料。该书有许多有关医药的政令，反映出宋代对医药卫生的重视。明代医学归属礼部，从治学内容、方法、态度到医学家应具有的思想素质、道德品质等，都做了具体规定。

（二）现代中医药标准化

中华人民共和国成立后，中医药标准化工作逐渐发展。在术语标准、中医标准、中药标准等方面，开展了大量的工作。

1. 术语标准化 1983 年，中国中医研究院（现中国中医科学院）中医药信息研究所开始着手中医药学专业主题词表的编纂，1987 年《中医药学主题词表》正式面世。此后，进行了增补修订，1996 再版，更名为《中国中医药学主题词表》。

1995 年，国家标准化管理委员会出版发布了《中医病证分类与代码》；1997 年，发布了《中医临床诊疗术语》（包括疾病部分、证候部分和治法部分）。这两项标准的制定，为中医医政管理以及 WHO ICD–11 传统医药部分的制定打下了坚实的基础。此后，2006 年，《中医基础理论术语》问世，针对中医基础名词进行了规范。

2. 中医标准化 中医标准化方面，围绕中医诊疗方法、诊疗技术等方面开展了标准的研究制定。如《中医内科急诊诊疗规范》《中医各科常见病诊疗指南》的发布，为中医医生的临床实践给出了指导建议。国家标准《经穴部位》《耳穴名称与部位》的发布实施，为医疗、教育、科研、出版及国内外学术交流提供了依据。1994 年国家中医药管理局发布了第一个中医药行业标准——《中医病症诊断疗效标准》，包括中医内、外、妇、儿、眼、耳鼻喉、肛肠、皮肤、骨伤等 9 个科别，涉及 406 个中医病症。

3. 中药标准化 为保证药品质量可控，确保用药安全有效，我国颁布了《中国药典》。目前正在实施的是《中华人民共和国药典》（简称《中国药典》）2015 年版，该版药典进一步扩大了药品品种的收载和修订，共收载品种 5608 种。一部收载品种 2598 种，其中新增品种 440 种；二部收载品种 2603 种，其中新增品种 492 种；三部收载品种 137 种，其中新增品种 13 种、修订品种 105 种。首次将上版药典附录整合为通则，并与药用辅料单独成卷作为新版药典四部。四部收载通则总数 317 个，其中制剂通则 38 个、检测方法 240 个、指导原则 30 个、标准物质和对照品相关通则 9 个；药用辅料收载 270 种，其中新增 137 种、修订 97 种。

2015 年，中国中药协会发布了中药学基本术语、药用植物资源调查技术规范、道地药材标准等。此外，中药材种子种苗标准也已列入国家标准制修订计划。这些都为中药的发展提供了标准化基础。

4. 针灸标准化 近十年来，针灸标准化工作进展比较迅速，自 2008 年起，发布了 23 项针灸技术操作规范系列国家标准，包括针灸技术操作规范编写通则、鼻针、火针、耳针等技术操作规范。针对带状疱疹、慢性萎缩性胃炎等优势病种开展了 10 余项针灸临床实践指南的制定，并以中国针灸学会团体标准的形式进行了发布。

“十一五”以后（2006～2016年底），中医药标准化工作取得了突飞猛进的发展，下面以大事记的形式进行呈现。

2006年2月10日，国家中医药管理局印发《国家中医药管理局中医药标准化项目管理暂行办法》，提高了中医药标准制定的科学性和可行性。

2006年7月13日，国家中医药管理局颁布了《中医药标准化发展规划（2006—2010年）》，提出了中医药标准体系的建设目标。

2006年9月18日，中国针灸学会制定并发布了《腧穴名称与定位（修订）》国家标准。

2006年12月10日，中华中医药学会制定并发布了《亚健康中医临床指南》《中医护理常规技术操作规程》等2项行业组织标准。

2007年7月28日，中华中医药学会制定并发布《糖尿病中医防治指南》等15项行业组织标准。

2007年9月7日，《国家标准化“十一五”发展规划》批准筹建7个与中医药有关的委员会，筹建方案已由国家中医药管理局拟定并启动。这7个技术委员会是：中医标准化技术委员会、中药标准化技术委员会、针灸标准化技术委员会、中西医结合标准化技术委员会、民族医药标准化技术委员会、中医标准化技术委员会中医药信息分技术委员会、中药标准化技术委员会中药材种子（种苗）分技术委员会。

2007年10月16日，我国与韩国、日本等国家合作编写的《传统医学名词术语国际标准》由WHO颁布，3000多条中医名词都有了国际统一的英文名。

2007年12月28日，由世界中医药学会联合会牵头，经68个国家（地区）200余位专家4年多努力的《中医基本名词术语中英对照国际标准》制定完成，为各国中医药从业人员、学校师生、研究人员、医政管理人员提供了统一的标准。

2008年4月23日，中国针灸学会制定并发布了《耳穴名称与定位（修订）》《针灸技术操作规范》《腧穴定位图》等12项国家标准。

2008年7月22日，中华中医药学会制定并发布了《中医内科常见病诊疗指南》《肿瘤中医诊疗指南》等153项行业组织标准。

2009年2月6日，中国针灸学会制定并发布了《针灸技术操作规范　第11部分　电针》等9项国家标准。

2009年3月26日，中华中医药学会制定并发布了《中医体质分类与判定》行业组织标准。

2009年11月19日，国家中医药管理局成立中医药标准化工作办公室，中国中医科学院中医临床基础医学研究所负责中医药标准化相关工作的组织管理与实施。

2009 年 12 月 22 日，国际标准化组织 / 中医药技术委员会（ISO/TC 249）秘书处正式落户上海，由上海市中医药研究院承担秘书处工作，标志着中医药标准化发展进入新的阶段。

2010 年 1 月 4 日，国家标准化管理委员会同意由中国中医科学院中医临床基础医学研究所承担国际标准化组织 / 中医药技术委员会（ISO/TC 249）国内技术对口单位，并以积极成员（P 成员）身份参加相关标准化活动。

2010 年 1 月 25 日，由国家中医药管理局和国家标准化管理委员会共同主办的中医药标准化国际研讨会在中国上海召开，此次会议为各国传统医学标准化工作者提供了一个难得的相互学习、相互沟通的机会，也为中医药国际标准化机构顺利开展工作提供了有益的帮助。

2010 年 2 月 8 日，中华中医药学会制定并发布了《中医养生保健技术操作规范　保健拔罐》等 11 项行业组织标准。

2010 年 6 月 7 日，在北京召开了 ISO/TC 249 第一次全体会议，参加会议的有中国、美国、德国等 14 个 P（participator）成员、新加坡和奥地利两个 O（observer）成员，一些国际组织如 WHO、ISO/TC 215、世界中医药学会联合会、世界针灸学会联合会也派出代表参加了会议。会议讨论了技术委员会的名称和工作范围等事项，并决定与 WHO、ISO/TC 215、世界中医药学会联合会、世界针灸学会联合会建立 A 级联络关系。

2010 年 9 月 10 日，为进一步加强中医药行业标准化建设，国家中医药管理局开展中医药标准化专家委员会的筹建工作。

2010 年 12 月 28 日，中华中医药学会制定并发布了《中医养生保健技术操作规范　脊柱推拿》等 8 项行业组织标准。

2011 年 5 月 2 日，ISO/TC 249 第二次全体会议在荷兰海牙召开，此次会议根据第一次会议决议，主要围绕着工作计划（BP）、主席顾问组（CAG）、新工作项目提案（NWIP）、建立工作组（WG）等议题进行讨论，通过大家的共同努力，会议对 BP 达成共识，组建了 CAG，成立了中药材、中药产品、针灸针、中医设备标准框架、中医药信息等 5 个工作组，并确定中国为中药材、针灸针召集人和中医药信息两个联合召集人之一。会议同时决定欧洲中医药联合会为 B 类联络组织。

2011 年 8 月 24 日，由国家中医药管理局和国家标准化管理委员会共同主办的中医药标准化战略研讨会在河北省北戴河召开。

2011 年 11 月 26 日，广东省中医标准化技术委员会成立，这是中国首家省级中医标准化技术委员会。

2012年6月5日，ISO/TC 249第三次全体会议在韩国召开，中国、澳大利亚、加拿大等14个成员国参加。我国“针灸针”和“人参种子（种苗）”ISO国际标准提案顺利进入委员会草案阶段；“艾灸具”等6个新项目进入国际标准的提案阶段，将投票表决是否成为ISO国际标准项目；中医药基本名词术语标准和中医药术语集构架标准（临床术语部分）2个项目，将继续完善再作讨论。

2012年7月1日，中华中医药学会制定并发布了中医外科、妇科、儿科常见病诊疗指南等239项行业组织标准。

2012年9月28日，国家中医药管理局在贵阳召开了全国中医药标准化工作座谈会，国家卫生和计划生育委员会副主任、国家中医药管理局局长王国强同志在讲话中指出，中医药标准化是中医药事业发展的重要组成部分，是一项基础性、战略性、全局性工作，对引领和支撑中医药事业发展具有重要意义。

2012年10月13日，中华中医药学会制定并发布了《中医整脊常见病诊疗指南》等25项行业组织标准。

2012年10月31日，上海市中医药标准化技术委员会成立大会暨第一次全体委员会议在沪召开，标志着上海市中医药标准化工作进入了新的阶段，将进一步推动上海市中医药标准化发展，在全国范围内起到很好的示范带动作用。

2012年11月16日，国家中医药管理局编制了《中医药标准化中长期发展规划纲要（2011—2020年）》，为“十二五”及今后一个时期指导中医药标准化工作提供了基本依据。

2013年2月21日，全国标准化工作会议上，国家质量监督检验检疫总局、国家标准化管理委员会对2013年“中国标准创新贡献奖”获奖单位（组织）和个人进行了表彰。世界中医药学会联合会副主席兼秘书长李振吉教授荣获“突出贡献奖”，这是中医药界人士首次在标准化工作领域获政府设立的个人奖项。

2013年5月20日，ISO/TC 249第四次全体会议在南非德班召开。

2013年12月1日，中国针灸学会制定并发布了《腧穴主治》《针灸学通用术语》等6项国家标准。

2014年2月3日，国际标准化组织正式出版《ISO 17218：2014一次性使用无菌针灸针》国际标准，这是首个在传统医药领域内发布的ISO国际标准。

2014年4月22日，由中国中医科学院中药资源中心、中国农业科学院特产研究所、北京理工大学生命学院共同承担制定的中药第一个国际标准“人参种子（种苗）国际标准”正式颁布，这预示着我国人参相关国际标准的制定工作进入新阶段。

2014年5月26日，ISO/TC 249第五次全体会议在日本京都召开。会上，“中医药设备和药物的安全使用与操作相关的服务标准”被纳入ISO/TC 249的工作范围，为中医药服务贸易国际标准的制定提供了平台。

2014年6月13日～7月11日，根据传统医学信息标准化国际形势的需要，在国家中医药管理局、国家标准化管理委员会及中国中医科学院的大力支持下，由中国中医科学院中医药信息研究所崔蒙研究员、李海燕研究员带领的中医药信息标准研究团队历时三年时间所研制的《中医药学语言系统语义网络框架》和《中医药文献元数据》两项国际标准先后由ISO正式发布。

2014年9月25日，由中国标准化协会主办的“中国标准化论坛”在四川成都举行。论坛评选出了2014年标准化杰出人物，中央文史馆馆员、中国中医科学院名誉院长王永炎院士被授予“标准化终身成就奖”，成为中医药界首位获此殊荣的专家。中国中医科学院中医临床基础医学研究所吕爱平教授获“标准化十佳推动者奖”。

2015年2月4日，为开展好中医临床诊疗指南和中医治未病标准制（修）订工作，国家中医药管理局政策法规与监督司印发了2015年中医临床诊疗指南和治未病标准制（修）订工作方案。

2015年6月1日，ISO/TC 249第六次全体会议在北京召开，ISO/TC 249的名称问题是重要议题之一。经过讨论，“中医药”（TCM）名称以8票支持、3票反对、1票弃权通过参会成员国的投票，被正式写入会议决议。

2015年11月29日，在国家中医药管理局领导下，中华中医药学会联合中国中药协会、中国针灸学会、中国民族医药学会和中国药膳研究会发布109项中医药团体标准。

2016年6月6日至9日，ISO/TC 249第七次全体会议在意大利罗马召开。中方提交的22项新提案中，13项通过会议答辩。此外，本次年会对已发布的中医药国际标准进行表彰，6项受表彰的国际标准项目均由我国主导制定，增强了我国国际声誉。

2016年9月，为提升中医药标准化研究能力，推动中医药标准化工作科学开展，国家中医药管理局组织开展了中医药标准化研究中心的申报工作。

2016年10月14日，全国针灸标准化技术委员会荣获了国家标准化管理委员会2016年度中国标准创新贡献奖组织奖。

2016年10月26日，中国中医科学院中医临床基础医学研究所荣获中国标准化协会2016年中国标准化助力奖。

第二章
中医药标准化管理运行体系

第一节　中国标准化法律法规

我国现行最早的标准化相关法律是 1989 年 4 月 1 日起施行的《中华人民共和国标准化法》(简称《标准化法》)。《标准化法》制定的目的主要是为了发展社会主义商品经济，促进技术进步，改进产品质量，提高社会经济效益，维护国家和人民的利益，使标准化工作适应社会主义现代化建设和发展对外经济关系的需要。《标准化法》自颁布实施以来，虽然在促进产品标准化、提升行业水平等方面发挥了重要作用，但也逐渐暴露出标准制定主体分散、交叉重复，缺少对标准制定、实施、评价等进行监督的措施等问题。党中央、国务院高度重视标准化改革工作，根据《深化标准化工作改革方案》(国发〔2015〕13 号)中“加快推进《中华人民共和国标准化法》修订工作，确保改革于法有据”的要求，国务院法制办公室会同国家质量监督检疫总局开展了《中华人民共和国标准化法》的修订工作，于 2016 年 3 月 22 日面向社会征求意见。修订草案征求意见稿指出，要扩大标准范围，加强强制性标准的统一管理，优化推荐性标准体系，引入团体标准，完善企业标准有关规定，完善制定标准的原则、程序等要求，厘清监管部门职责，赋予必要监管手段等。此外，征求意见稿还规定国家鼓励各级人民政府运用标准实施经济调控、市场准入、行政监管和提供公共服务，培育发展标准化服务业，并针对有关标准化违法行为补充完善相应的法律责任。

根据《中华人民共和国标准化法》规定，国务院、国家技术监督局先后于 1990 年 4 月 6 日和 7 月 23 日发布了《中华人民共和国标准化法实施条例》和《中华人民共和国标准化法条文解释》。

这些法律对标准的制定、实施以及法律责任等内容做出了明确规定。

按照标准的作用范围，国家技术监督局又制定发布了《国家标准管理办法》《行业标准管理办法》《地方标准管理办法》《企业标准化管理办法》等。

随着世界经济全球化、科技一体化进程的加快，多元文化相互交融，为了更好地参与国际标准化活动，我国也制定了相应的管理办法，如《采用国际标准管理办法》《参加国际标准化组织（ISO）和国际电工委员会（IEC）技术活动的管理办法》《采用国际标准产品标志管理办法》等。

此外，各行业根据本行业标准化工作实际情况制定了相关标准管理办法，如《国家农业标准化示范区管理办法（试行）》《企业产品标准管理规定》《信息分类编码标准化管理办法》等。

第二节　中医药标准化法律法规

中医药标准是提高中医药学术水平的必然要求，是推动中医药继承创新的有效途径，是保持中医药特色优势的重要载体，是规范中医药管理的必要手段，是保障中医药服务质量安全的基本依据，是促进中医药走向世界的迫切需要，在中医药事业发展中具有基础性、战略性、全局性地位和作用。

中医药标准的制定工作应当围绕医药卫生改革发展的总体目标，着眼于推进中医药继承创新和学术进步，发挥中医药在维护和增进人民群众健康中的作用，以建设结构合理的中医药标准体系为重点，使中医药标准的制定过程科学、严谨、规范，从而不断提高中医药标准质量水平。

为了加强中医药（含民族医药）标准化工作，规范中医药标准制定的管理，建立健全中医药标准化管理制度，提高中医药标准研究制定的质量和水平，根据《中华人民共和国标准化法》和《中华人民共和国中医药条例》，国家中医药管理局 2012 年 11 月 28 日发布了《中医药标准制定管理办法（试行）》。

《中医药标准制定管理办法（试行）》指出，中医药标准是指对中医药领域需要协调统一的事项制定的各类技术规定。全文分为八个章节共五十二条内容，规定了应当制定中医药标准的事项包括：中医药基础及通用标准；中医医疗保健服务相关标准；中药相关标准；中医科研、教学有关的技术要求和方法；中医药行业特有的设备、器具的技术要求；其他需要统一的中医药技术要求。另外，文件还对中医药标准制定的组织结构与职责分工、标准规划与计划制定以及标准的立项、起草、审查、发布等做了明确要求。

中医药标准是在对中医药成果进行系统整理的基础上形成的，是中医药技术积累、技术创新和传播的平台。随着中医药标准的研究制定和中医药标准体系的逐步建立，越来越多的中医药成果将通过标准的形式应用推广。

第三节　中医药标准制定涉及的主体

目前，中医药标准的制定程序包括标准起草、立项、征求意见、审查、批准、备案、发布、出版、发行、复审等阶段，主要涉及的主体包括管理机构以及起草单位或起草人。

一、管理机构

中医药标准制定管理机构包括中国国家标准化管理委员会、国家中医药管理局、国家中医药管理局中医药标准化专家技术委员会、国家中医药管理局中医药标准化工作办公室、全国中医药各专业标准化技术委员会、全国性中医药行业组织及地方中医药标准化主管部门等。

1. 中国国家标准化管理委员会　是国务院授权的履行行政管理职能，统一管理全国标准化工作的主管机构，是中医药国家标准立项和发布的机构。其职责主要包括：

（1）参与起草、修订国家标准化法律、法规的工作；拟定和贯彻执行国家标准化工作的方针、政策；拟定全国标准化管理规章，制定相关制度；组织实施标准化法律、法规和规章、制度。

（2）负责制定国家标准化事业发展规划；负责组织、协调和编制国家标准的制定、修订计划。

（3）负责组织国家标准的制定、修订工作，负责国家标准的统一审查、批准、编号和发布。

（4）统一管理制定、修订国家标准的经费和标准研究、标准化专项经费。

（5）管理和指导标准化科技工作及有关的宣传、教育、培训工作。

（6）负责协调和管理全国标准化技术委员会的有关工作。

（7）协调和指导行业、地方标准化工作；负责行业标准和地方标准的备案工作。

（8）代表国家参加国际标准化组织（ISO）、国际电工委员会（IEC）和其他国际或区域性标准化组织，负责组织 ISO、IEC 中国国家委员会的工作；负责管理国内各部门、各地区参与国际或区域性标准化组织活动的工作；负责签订并执行标准化国际合作协议，审批和组织实施标准化国际合作与交流项目；负责参与与标准化业务相关的国际活动的审核工作。

（9）管理全国组织机构代码和商品条码工作。

（10）负责国家标准的宣传、贯彻和推广工作；监督国家标准的贯彻执行情况。

（11）管理全国标准化信息工作。

（12）在国家质量监督检验检疫总局统一安排和协调下，做好世界贸易组织技术性贸易壁垒协议（WTO/TBT 协议）执行中有关标准的通报和咨询工作。

（13）承担国家质量监督检验检疫总局交办的其他工作。

2. 国家中医药管理局　负责中医药标准制定工作的管理。国家中医药管理局各业务部门在各自职责范围内参与中医药标准制定的立项论证、起草、审查的指导，负责相关领域中医药标准的推广应用等工作。国家中医药管理局标准管理部门负责中医药标准的制（修）订及相关管理工作，是中医药行业标准的立项、发布和管理机构，其职责主要包括：

（1）负责贯彻国家标准化工作的法律、法规，并制定在中医药行业实施的具体办法。

（2）组织制定实施中医药标准化工作规划、计划。

（3）在国家标准化管理委员会的统筹管理下，组织起草中医药国家标准。

（4）组织制定、修订行业标准，并向国家标准化管理委员会备案。

（5）组织中医药国家标准和行业标准的推广实施，对标准实施情况进行监督检查，并开展中医药标准适用性评价。

（6）管理中医药行业各专业标准化技术委员会。

（7）指导地方中医药标准化工作。

3. 国家中医药管理局中医药标准化专家技术委员会　为进一步加强中医药标准化工作的统筹协调和技术指导，国家中医药管理局于 2012 年 9 月成立了国家中医药管理局中医药标准化管理协调、专家技术和国际咨询委员会。国家中医药管理局中医药标准化管理协调委员会主要负责提出中医药标准化建设的方针政策，协调督导中医药标准化相关工作。国家中医药管理局中医药标准化国际咨询委员会主要负责中医药国际标准化的相关工作。国家中医药管理局中医药标准化专家技术委员会的职责主要包括：

（1）对中医药标准化发展战略、规划等重大问题提出意见建议。

（2）审议中医药国家标准、行业标准计划草案，对项目建议提出技术审核意见。

（3）负责中医药国家标准、行业标准（送审稿）的技术审核和已发布标准的复审工作；负责全国性中医药行业组织标准立项、发布备案的技术审核工作。

（4）负责中医药标准的技术咨询，参与中医药标准的推广实施，开展中医药标准实施情况及适用性等评价。

（5）承办国家中医药管理局交办的其他事项。

4. 国家中医药管理局中医药标准化工作办公室 负责协助国家中医药管理局标准管理部门组织开展中医药标准的制（修）订及相关管理工作。其职责主要包括：

（1）负责编制中医药标准体系表，承担组织建立和完善中医药行业标准体系工作。

（2）承担国家中医药管理局有关中医药标准化的事务性工作，负责中医药标准化管理协调、专家技术、国际咨询委员会秘书处日常工作，协调、组织中医药各专业标准化技术委员会的有关工作。

（3）负责中医药各专业标准化技术委员会申报国家标准和行业标准送审稿等技术文件的审核和备案工作。

（4）负责监督检查已颁布中医药标准的实施情况，定期审核中医药各专业标准化技术委员会对已颁布的中医药标准实施情况提交的调查分析报告。

（5）组织管理中医药标准化相关奖励工作。

（6）组织有关中医药标准制定的申报立项工作。

（7）承担有关中医药标准化的人才培训工作。

（8）承担中国与国际标准化组织有关中医药国际标准工作的对口联系。

（9）承办国家中医药管理局交办的其他工作。

5. 全国中医药各专业标准化技术委员会 国家标准化管理委员会先后批准成立了6个中医药专业标准化技术委员会，分别是：全国中医标准化技术委员会、全国中药标准化技术委员会、全国中西医结合标准化技术委员会、全国针灸标准化技术委员会、全国中药材种子（种苗）标准化技术委员会、全国保健服务标准化技术委员会（表2–1）。

表 2–1　中医药各专业标准化技术委员会基本情况

序号	名称	编号	负责专业范围	秘书处
1	全国中医标准化技术委员会	SAC/TC 478	中医临床各科以及中医药基础、应用等技术	中华中医药学会
2	全国针灸标准化技术委员会	SAC/TC 475	针灸术语、操作、临床研究、常见疾病诊疗及针灸器具	中国中医科学院针灸研究所
3	全国中药标准化技术委员会	SAC/TC 477	中药材、中药饮片的研制、开发、生产、质量和安全控制、检测技术、评价技术	中国中药协会
4	全国中药材种子（种苗）标准化技术委员会	SAC/TC 479	中药材种子（种苗）	中国中医科学院中药资源中心
5	全国中西医结合标准化技术委员会	SAC/TC 476	中西医结合技术与管理	中国中西医结合学会
6	全国保健服务标准化技术委员会	SAC/TC 483	保健服务等	北京国康健康服务研究院

各委员会的职责主要包括：

（1）分析本专业领域标准化的需求，研究提出本专业领域的中医药标准发展规划、标准体系、标准制（修）订计划项目和组建分技术委员会的建议。

（2）按照标准制（修）订计划组织并负责本专业领域标准的起草和技术审查工作。

（3）对所组织起草和审查的标准的技术内容和质量负责。

（4）负责本专业领域标准的复审工作，提出继续有效、修订或者废止的建议。

（5）受委托负责标准起草人员的培训，开展本专业领域内标准的宣讲、解释工作；对本专业领域标准的实施情况进行调查研究，对存在的问题及时提出处理意见。

（6）建立和管理中医药标准立项、起草、征求意见、技术审查、报批等相关工作档案。

6. 全国性中医药行业组织　是指具有法人资格和相应专业技术能力的学会、

协会、商会、联合会以及产业技术联盟等社会团体，负责立项发布中医药团体标准，可以提出国家标准、行业标准的立项建议，承担起草工作，并推动中医药团体标准的实施。目前开展中医药标准制（修）订工作的全国性的中医药行业组织主要有以下几个。

（1）中华中医药学会：中华中医药学会是我国成立最早、规模最大的中医药学术组织，其办事机构是国家中医药管理局直属事业单位。2007 年 3 月，国家标准化管理委员会正式批准中华中医药学会筹建全国中医标准化技术委员会，主要负责制定中医临床各科、中医药基础及应用技术等方面的标准。

（2）中国针灸学会：中国针灸学会成立于 1979 年 5 月，按照不同学科和专业，设立了专业委员会（分会），开展制定及修订、审查等工作，创建中国针灸学会针灸标准示范基地建设单位，进行针灸标准临床验证性研究，推广已发布的针灸技术操作规范系列国家标准和循证针灸临床实践指南系列行业组织标准，培养不同层次的针灸标准化人才。

（3）其他组织：中国中药协会、中国中西医结合学会和中国民族医药学会等。

7. 地方中医药标准化主管部门 各省（区、市）中医药管理部门统一管理本行政区域内的中医药标准化工作。具体负责以下工作。

（1）贯彻国家标准化工作的法律、法规、方针、政策，并制定实施的具体办法。

（2）组织制定实施本行政区域、本部门、本行业的中医药标准化工作规划的计划。

（3）承担当地人民政府下达的草拟地方标准的任务，并组织宣传、贯彻和实施标准，对标准实施情况进行监督检查。

（4）组织收集标准实施的有关信息，开展中医药标准适用性评价。

市、县标准化主管部门和有关行政主管部门的职责分工，则由省、自治区、直辖市人民政府自己规定。

二、起草单位或起草人

《中医药标准制定管理办法（试行）》规定，中医药标准起草单位应具备以下条件：

1. 具有相关领域和专业较高的学术地位及技术条件。

2. 相关人员接受过标准化知识培训并考核合格。

3. 具有与标准起草相关的研究经历和研究成果。

4. 具有完成标准起草所需的组织机构或管理部门。

5. 在承担各级各类相关项目中无不良记录。

6. 国家中医药管理局规定的其他条件。

起草人应当具备下列条件：

1. 具有相应的高级专业技术职务任职资格。

2. 在标准起草单位从事相关领域工作，具备较高的专业技术水平。

3. 具有相关的项目组织管理工作及标准化工作经验。

4. 接受过国家中医药管理局认可的标准制（修）订技术方法培训。

5. 在承担各级各类相关项目工作中无不良记录。

6. 国家中医药管理局规定的其他条件。

第四节　中医药标准化研究机构

中医药标准化研究机构是推动中医药标准化建设，提高中医药标准的技术含量，开展中医药相关标准技术审查及工作指导的力量。在国家中医药管理局和各省级中医药管理部门的支持下，先后成立了一批中医药标准化研究机构。

1. 中国中医科学院中医药标准研究中心　为提升中医药标准化研究的核心能力，根据《中医药标准化中长期发展规划纲要（2011—2020 年）》（国中医药法监发〔2012〕43 号）的要求，从提高中医药标准化技术水平的目标出发，本着“立足需求、统筹规划、分步实施、注重协调”的基本原则，中国中医科学院开展了中医药标准研究中心的建设工作。该研究中心的功能定位是承担中医药标准化理论研究、中医药标准制定研究、中医药标准评价研究和中医药标准化技术服务，着重解决“中医药标准从哪里来到哪里去”的问题。

2. 上海中药标准化研究中心　2001 年，上海中药标准化研究中心正式成立。这是上海中医药大学、中国科学院上海药物研究所和上海新药研究开发中心共同参与组建的全国第一家中药标准化研究中心。主要开展中药材、标准提取物、复方制剂等质量标准的研究，为国家中药质量标准的修订、提升提供科学基础和技术依据，立足于传统中药的发掘和提升，促进中药现代化、国际化、标准化。该中心组织开展了多项标准研究与制定工作，主要包括中药材质量标准规范化研究，乌药、瓜蒌子等 8 种药材及 1 种饮片的质量标准，大黄、丹参等 10 种饮片炮制规范与质量标准研究等。此外，该中心还起草了30多种中药材国际行业标准，承担并完成了《中国药典》(2005英文版)97种中成药、提取物及制剂通则的编译工作。

3. 中国中医科学院针灸研究所针灸标准化中心 中国中医科学院针灸研究所设立针灸标准化中心，主要开展针灸标准化理论、方法与战略方面的研究，从事针刺手法规范化的实验研究和针灸临床诊疗的规范化研究，提出系统的针灸标准化方案，建立针灸标准化体系发展战略，积极参与标准的推广和人才的培养，推动针灸国家标准向国际标准的转化。该中心组织制定了多项国家和国际针灸标准化项目，如针灸技术操作规范、腧穴主治、腧穴名称与定位、耳穴名称与定位等，推动ISO国际标准一次性使用无菌针灸针在世界传统医药领域内的发布。开展了针灸治疗疗效可靠病种的研究，制定针灸教育、医疗机构、从业人员和设备等方面的标准。

4. 中医药术语标准化研究中心 开展中医药术语的标准化研究是保留中医历史的需要，辽宁中医药大学创新性地建立了中医术语学学科，成立了中医药术语标准化研究中心。主要开展中医药术语标准化方面的研究工作，从事中医药术语学的理论与应用研究、中医药术语学的翻译理论与应用研究，构建中医药术语学的知识和课程体系，编写教材，开设中医药术语学课程，培养中医药术语学人才。该中心组织制定了中医基本名词术语中英对照国际标准、中医基础理论术语、中医“治未病”术语以及中医药炮制学术语等方面的标准。

5. 中医药国际标准化研究所 随着中医药国际化热潮的蓬勃发展，国际市场对天然药物、针灸推拿等中医药医疗保健需求与日俱增，对中医药国际标准化提出了更高要求。2015年7月，在上海中医药大学附属曙光医院成立了中医药国际标准化研究所，其目的是在现有中医药国际标准化成果经验基础上，整合资源、集中力量、突出优势，建设中医药国际标准化的制(修)订、学术研究、交流、评价的平台。该研究所的主要研究方向包括中医药国际标准的研究及制(修)订工作、中医药标准化战略及体系研究、传统医学服务评价和国内各级标准的研究及制(修)订工作。

为贯彻落实《中医药事业发展“十三五”规划》《中医药标准化中长期发展规划纲要(2011—2020年)》的任务要求，国家中医药管理局开展了中医药标准化研究中心遴选工作，这将进一步加强中医药标准化支撑体系建设，促进中医药标准化理论、方法和技术研究，有利于提升中医药标准化研究能力，推动中医药标准化工作科学开展。

第三章
中医药标准体系

第一节　标准体系概述

一、标准体系的概念

标准体系是一定范围内的标准按其内在联系形成的科学的有机整体。也可以说标准体系是一种由标准组成的系统。标准是构成标准体系的基本元素，是对标准化对象某一方面属性或行为的规范和约束。与某个标准化对象相关的所有标准，按照标准化对象的内在属性和运动规律联系起来，彼此间相互参照和引用，就形成了标准体系。

二、标准体系的基本特征

标准体系具有四个特征，即整体性、目标性、协同性、动态性。

1. 整体性　标准是构建标准体系的一个主要出发点。在一个标准体系中，标准的效应除了直接产生于各个标准自身之外，还需要从构成该标准体系的标准集合之间的相互作用中得到。标准体系是由两个以上可以相互区别的单元有机结合起来，完成某一功能的综合体。随着现代社会的发展，标准体系的集合性日益明显，任何一个孤立标准几乎很难独自发挥效应。

2. 目标性　标准体系实质上是标准的逻辑组合，是为使标准化对象具备一定的功能和特征而进行的组合。从这个层面上讲，体系内各个标准都是为了一个共同的功能形成的，而非各子系统功能的简单叠加。

3. 协同性　标准系统的效应不是直接从单个标准本身得到的，而是从组成标准系统的标准集合中得到的协同效应。标准体系内各单元相互联系而又相互作用，相互制约而又相互依赖，它们之间任何一个发生变化，其他有关单元都要做相应的调整和改变。

4. 动态性　标准内容是有时效的，需随着发展不断调整、删除、补充、改进和完善。标准的完善变化是周期性突变式的，不是渐变式的，通常是五年的复审周期，以保证标准具有稳定性。稳定性有利于标准统一作用的发挥。标准不稳定将使标准失去统一作用，也就失去了标准的本质作用。标准体系中的标准是每年制定积累的，每年都会有标准到达复审期，并有需要修订的标准。尽管标准是周期稳定的，而标准体系却是在进行相对连续的动态变化，并在此过程中不断地对自身进行完善和优化。

三、标准体系表

1. 标准体系表的概念　根据国家标准 GB/T 13016–2009《标准体系表编制原则和要求》，标准体系表是一定范围的标准体系内的标准按其内在联系排列起来的图表，用以表达标准体系的构思、设想、整体规划，是表达标准体系概念的模型。

2. 标准体系表的内涵与编制原则　标准体系表是标准化工作中，运用系统工程理论创造的一种科学的工作方法，是用科学的方式组织标准化工作的重要工具，是在系统理论的指导下，以事物普遍关联和整体优化的系统思想为依据，在研究内外联系的基础上，进行有效的分解结合，形成最佳的体系结构（表）。其内涵主要包含：一是标准体系表的基本组成单元是标准，包括已经制定、正在制定和预计制定的标准；二是标准体系表一般由标准层次结构图、标准明细表所组成，对于比较简单的标准体系，两者可以合一；三是标准体系表还应有必要的编制说明和相应的标准统计表，以便于应用和指导；四是标准体系表是动态的、发展的，不是一成不变的。随着时间的推移，内外环境和需求的变化，标准应不断修订、删减和补充完善。

标准体系表的编制原则是目标明确、全面配套、层次恰当、划分清楚，力求在标准体系表内，全面地收集整理某一范围特定功能的全部直接相关的标准，避免遗漏；力求使体系表结构清楚、符合逻辑、安排合理、便于理解；力求把基础标准尽量安排在标准体系表的高层次上，扩大标准的使用范围，使体系表简化、层次适当；力求标准体系表内的标准在各子体系中划分清楚，不得出现重复，即每一个标准都只能存在于唯一的子体系方框之中，不能再在其他子体系中重复出现。认真落实标准体系中收集到的每一个标准，在子体系中“非此即彼”“不事二主”。

标准体系表的编制应符合本行业实际管理需要，遵循国家或行业更大范围内标准体系的有关要求，与其保持一致，以便于更大范围内的协调统一。

第二节　中医标准体系概述

中医药标准化是中医药事业发展的重要组成部分，是一项基础性、战略性、全局性工作，对引领和支撑中医药事业发展具有重要意义，而中医标准体系是中医药标准化工作的基础和起点。

一、中医标准体系的定义

中医标准体系是指运用系统分析的方法，把相同范围内中医标准按其内在的联系，形成科学的有机整体。这些系统标准通过整合，既相互联系，又相互制约，起着指导中医事业发展的重要作用。

二、中医标准体系构建原则

中医有一套比较成熟的、完整的和系统的学科分类格局。目前，我国中医标准体系主要包括四个子体系，即中医基础标准、中医技术标准、中医管理标准和中医工作标准（图 3–1）。这些标准的内在关系是：基础标准是依托，技术标准是关键，管理标准是根本，工作标准是抓手。

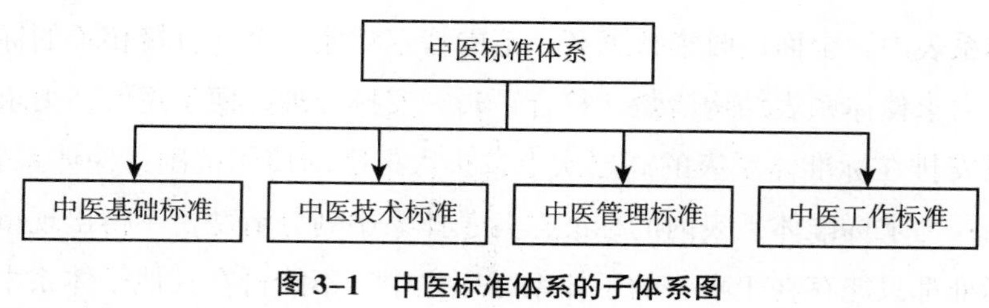

图 3–1　中医标准体系的子体系图

第三节　中医标准体系的结构

中医标准体系作为国家标准体系建设的重要组成部分，其体系框架和内部结构与其他领域标准体系具有相似之处，但同时又有其自身的特殊性。中医标准体系框架是中医标准系统的结构性构架，主要用于中医标准的建立、分类管理与维护，它的设计既要保持中医药特色，又要遵照标准化科学的基本方法和要求，更以保证满足其标准系统不断发展的需要和便于对系统实施动态管理为原则。

一、中医标准体系的三维结构

中医标准体系与其他领域标准体系一样，也是一个多维结构，可以划分为专业（或领域）、种类、级别三个维度，如图 3-2 所示。

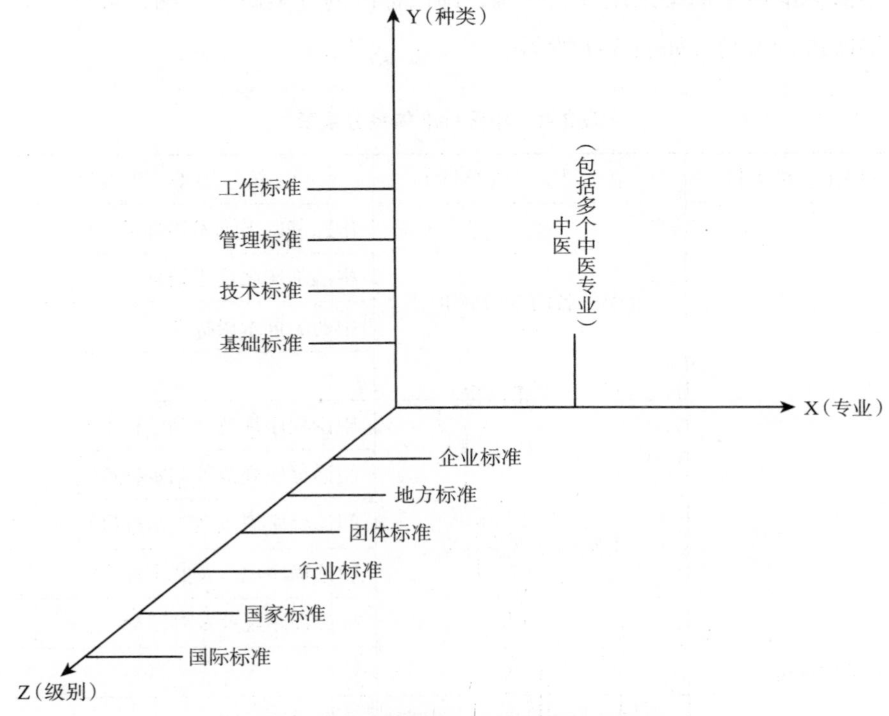

图 3-2　中医标准体系的三维结构图

第一维“专业”是指中医领域内的专业划分。这是依据中医学领域的多样性所确定的，可分为中医、中西医结合、民族医专业。各个专业中的重复性事物、概念即为中医标准研究的对象，针对这些对象制定中医标准，就形成了专业维，用 X 轴表示。

第二维“种类”是指中医标准的表现形式。主要分为基础标准、管理标准、技术标准和工作标准。这四类标准构成了种类维，用 Y 轴表示。

第三维“级别”是指各种中医标准适用的层次范围，反映制定和发布此种中医标准的机构的级别。可划分为五个级别：国际级——由国际标准化组织通过并公开发布的标准，在世界范围内适用；国家级——由国家标准化机构通过并公开发布的标准，在该国范围内适用；地方级——在国家的某个地区通过并公开发布的标准，在该地区范围内适用；行业级——由某国行业标准化组织通过并公开发布的标准，在该国行业范围内适用；企业级——由企业标准机构制定发布的标准，在该企业范围内适用。这五级中医标准构成了级别维，用 Z 轴来表示。

二、中医标准体系的分层

中医标准体系框架采用分层结构，即以标准的分类属性为纲，可分以下几个主要层次进行编制。如表 3-1 所示。

表 3-1　中医标准体系分层表

第一层（一级类目）	第二层（二级类目）	第三层（三级类目）
基础标准	中医名词术语标准	中医基础名词术语标准
		中医临床名词术语标准
		中药名词术语标准
		……
	中医诊断方法标准	望诊程序规范及判定标准
		闻诊程序规范及判定标准
		问诊程序规范及判定标准
		脉诊程序规范及判定标准
		按诊程序规范及判定标准
		……
	中医辨证标准	八纲辨证标准
		病因辨证标准
		精气血津液辨证标准
		脏腑辨证标准
		六经辨证标准
		卫气营血辨证标准
		三焦辨证标准
		经络辨证标准
		……

续表

第一层（一级类目）	第二层（二级类目）	第三层（三级类目）
基础标准	中医治则治法标准	中医治则标准
		中医治法标准
	中医计量标准	度
		量
		衡
		时间
		温度
		……
	中医信息化标准	中医信息数字化标准
		中医数据库建设规范
		中医信息管理与共享服务标准
		中医药数字化技术规范
		临床教学科研机构信息网络技术标准
		……
	中医术语翻译规范	外国语言翻译规范
		民族语言翻译规范
	中医其他基础标准	
技术标准	中医医疗技术标准	中医病（证）诊断标准
		中医病（证）治疗指南
		中医病（证）临床疗效评价标准
		中医临床治疗技术操作规范
		中医护理规范
		中医养生保健规范
		临床中药技术规范
		……

续表

第一层（一级类目）	第二层（二级类目）	第三层（三级类目）
技术标准	中医科研技术标准	中医基础研究规范
		中医临床研究规范
		中医动物实验技术规范
		中医医史文献研究方法规范
		中医科研评价方法规范
		……
	中医教学技术标准	中医教学模式规范
		中医教学内容规范
		中医教学方法规范
		中医教学评价规范
	中医仪器设备标准	中医诊疗仪器设备标准
		中医养生保健仪器设备标准
		中医康复仪器设备标准
		中医科研仪器设备标准
		中医计量仪器设备标准
		中医教学仪器设备标准
		……
	中医其他技术标准	
管理标准	中医医政管理标准	资质管理标准
		医疗质量管理标准
		服务设施设备管理标准
		安全与环保管理标准
	中医教育管理标准	资质管理标准
		教育质量管理标准
		服务设施设备管理标准
		安全与环保管理标准

续表

第一层（一级类目）	第二层（二级类目）	第三层（三级类目）
管理标准	中医科研管理标准	资质管理标准
		科研质量管理标准
		服务设施设备管理标准
		安全与环保管理标准
	中医药事管理标准	资质管理标准
		质量管理标准
		药品采购管理标准
		服务设施设备管理标准
		安全与环保管理标准
		储藏管理标准
	中医其他管理标准	中医药国际交流与合作管理标准
		中医药知识产权专利保护管理标准
		中药进出口管理标准
		医疗广告管理标准
		中医药文献出版管理标准
		中医药学术会议管理标准
		图书馆管理标准
		……
工作标准	医疗工作标准	技术岗位工作标准
		管理岗位工作标准
		其他岗位工作标准
		……
	教育工作标准	技术岗位工作标准
		管理岗位工作标准
		其他岗位工作标准
		……

续表

第一层（一级类目）	第二层（二级类目）	第三层（三级类目）
工作标准	科研工作标准	技术岗位工作标准
		管理岗位工作标准
		其他岗位工作标准
		……
	药政工作标准	……
	中医其他工作标准	

此外，根据实际需要，在中医管理标准中还可以细分到第四层（四级类目）和第五层（五级类目），使标准和法规更有针对性和可寻性。

第四节　中医标准体系的内涵

中医标准体系由中医基础标准、中医技术标准、中医管理标准、中医工作标准四部分组成，四部分相辅相成，形成了一套完善的中医标准体系，将有效地推动中医现代化的发展。

一、中医基础标准

中医基础标准是指可以在中医药范围内直接应用的标准或作为其他标准的基础而普遍使用，对制定各种技术标准、管理标准和工作标准都具有普遍的指导意义。包括名词术语、诊断方法、辨证、治则、治法、符号、代码、编码、计量单位、信息传递、计算机辅助管理中医术语翻译等所做的统一规定。

1. 中医术语标准　术语是通过语言或文字来表达或限定某一专业概念的一种约定性符号，是学术的浓缩表达。为各种专用术语制定的标准，称为术语标准。科技术语具备语音符号的一般功能和特征。对于专用于中医药标准化工作方面的术语标准来说，其既是中医药标准化工作者相互沟通的通用语言，又是理解和指导中医药标准化工作的基础。也可说中医名词术语的标准化，是中医药学制定行业标准、进行学科规范的一项基础性工作，事关重大，是中医标准化的源头。

中医术语标准主要包括中医基础名词术语标准、中医临床名词术语标准、中药名词术语标准和中医药其他名词术语标准四个部分。

2. 中医诊断方法标准　古代医学家在与疾病做斗争的长期医疗实践活动中，创造了多种方法，积累了丰富经验，概括起来就是“望、闻、问、切”四种诊断方法，简称为“四诊”。

当前，随着科学的发展，西医诊断疾病的方法越来越多，越来越精细和准确，而中医的诊断手段就显得比较粗糙，且缺乏统一的客观指标，所以必须进一步发展，正确应用现代科技手段辅助中医学的“四诊”，提出统一、精确的客观指标，制定必要的客观标准，为提高疗效、防病治病做出新的贡献。

中医诊断方法标准化，主要应从以下五个方面进行制定：望诊程序规范及判定标准、闻诊程序规范及判定标准、问诊程序规范及判定标准、脉诊程序规范及判定标准和按诊程序规范及判定标准。

3. 中医辨证标准　所谓辨证就是辨别证候。中医认识疾病是以辨证为中心环节的。首先通过四诊，广泛收集临床资料，深入了解病情。在此基础上，利用脏腑经络、病因病机等理论，进行去伪存真、去粗取精、分析归纳、综合概括，从而辨别疾病属于何种证候，做出正确的诊断，为施治打下基础。人们习惯将这个进程，称为辨证。

中医学辨证的方法甚多，常用的有八纲辨证、病因辨证、精气血津液辨证、脏腑辨证、六经辨证、卫气营血辨证、三焦辨证、经络辨证等，标准也应按照每种辨证方法的特点制定。

4. 中医治则治法标准

（1）中医治则标准：治则，即治疗疾病的原则，是在整体观念和辨证论治的基本精神指导下制定的，对临床治疗中立法、处方用药具有普遍指导意义的治疗规律。应对正治与反治、治标与治本、扶正与祛邪、三因制宜和其他中医治则进行规范。

（2）中医治法标准：治法，是治疗疾病的具体方法。应对汗法、吐法、下法、和法、温法、清法、消法、补法的应用进行规范。除内治法外，对外治法（熏蒸法、溻浴法、涂敷法、贴法、熨法、摩擦法、塞法、导法、嗅法、滴法、含漱法等）也应进行相应规范。

5. 中医计量标准　计量标准规范是为了定义、保存、复现一个或多个量值，用作参考实物测量、测量仪器、参考物质或测量系统。在中医药领域，主要包括中医长度单位标准及计量方法规范、中医容积单位标准及计量方法规范、中医重量单位标准及计量方法规范、中医时间单位标准及计量方法规范、中医温度单位标准及计量方法规范、中医定位测量标准、中医力度测量标准、中医四诊记录标准、中药计量标准等。

6. 中医信息标准 21世纪已进入了信息化时代，信息化程度高低已经成为衡量一个国家现代化水平和综合国力的重要标志。信息标准化是指信息表达上的标准化，实质上就是在一定范围内，人们能共同使用的，对某类、某些、某个客体抽象描述与表达。医学信息的标准化是指信息标准化在医学领域的具体应用，而中医药信息的标准化则是指信息标准化在中医领域内的具体应用，主要包括中医信息数字化标准，中医数据库建设规范，中医信息管理与共享服务标准，中医药数字化技术规范，临床、教学、科研机构信息网络技术标准等。

7. 中医术语翻译规范 由于中西方文化和思维逻辑的差异，给中医名词的翻译工作带来了不少难度，而中医名词术语翻译缺乏统一的标准，又给国际交流和发展带来极大的障碍，影响了中医国际化的进程。中医学是传统医学，所采用的大量名词术语均是古代医学语言，把握其真正含义比较困难，部分内容无法用现代词汇进行一对一的翻译。因而以往翻译常常是各行其是，同一词有多种不同的翻译方法，导致了国外读者无法理解。为此，中医术语翻译工作有必要进行规范，使之既符合外国语言习惯，又不失中医药特色。可先在英语翻译领域试点，其他语种在条件成熟后再逐步建立。同时，民族医药语言汉语标准也需进行规范，以使民族医药更好地发扬光大，为广大人民群众的健康事业服务。中医术语翻译规范大致可分为外国语言翻译规范和民族语言翻译规范。

二、中医技术标准

中医技术标准是指对中医药领域中需要协调统一的重复性技术事项所制定的标准，是与中医医疗服务活动有关的技术标准，用于规范广大医务人员的临床技术操作行为，提高医疗服务质量，确保医疗活动的安全、有效。

1. 中医医疗技术标准 指与中医医疗服务活动有关的技术标准，用于规范广大医务人员的临床技术操作行为，提高医疗服务质量和医疗服务水平，确保医疗活动的安全、有效。主要包括中医病证诊断标准、中医病证治疗指南、中医病证临床疗效评价标准、中医临床治疗技术操作规范、中医护理规范、中医养生保健规范、临床中药技术规范等。

2. 中医科研技术标准　主要包括中医基础研究规范、中医临床研究规范、中医动物实验技术规范、中医医史文献研究方法规范、中医科研评价方法规范等。

3. 中医教学技术标准　主要包括中医教学模式规范、中医教学内容规范、中医教学方法规范、中医教学评价规范等。

4. 中医仪器设备标准　中医诊疗仪器的生产和应用，为中医药学科的发展提供了量化的技术保障。在中医诊断方面，诊疗仪器标准化可使诊断依据客观化。医疗器械生产技术标准系为保证医疗器械的安全、有效和质量，对设备生产过程中的工艺及技术进行规范。主要涉及中医诊疗仪器设备标准、中医养生保健仪器设备标准、中医康复仪器设备标准、中医科研仪器设备标准、中医计量仪器设备标准、中医教学仪器设备标准等。

三、中医管理标准

中医管理标准是对中医药领域中需要协调统一的管理事项所制定的标准。主要包括中医医政管理标准、中医教育管理标准、中医科研管理标准、中医药事管理标准等。

1. 中医医政管理标准　中医医政管理标准是为了建立有效的中医医疗服务工作秩序，规范医疗行为，保证医疗服务质量，保障患者利益所制定的管理标准。主要包括中医资质管理标准、中医医疗质量管理标准、服务设施设备管理标准和安全与环保管理标准这四个方面。

2. 中医教育管理标准　中医教育管理标准系指在中医药教育活动中，通过制定管理标准，体现中医药特点，规范中医药教育工作秩序，确保中医药人才培养质量。主要体现在以下几个方面：中医教育资质管理标准、教育质量管理标准、教育服务设施设备管理标准等。

3. 中医科研管理标准　科研管理标准系在科研活动中，为了提高科研质量和促进科技进步而制定的管理标准。主要包括资质管理标准、科研质量管理标准、服务设施设备管理标准、安全与环保管理标准等。

4. 中医药事管理标准　当今，中药发展要实现产业现代化，除了技术进步之外，中药的管理现代化也十分重要。药政管理类标准体系是在药品生产、应用过程中，通过制定管理标准，规范药品的生产和使用，确保药品的安全、有效、可控及可持续发展，维护患者的利益。药事管理标准主要包括：资质管理标准、质量管理标准、药品采购管理标准、服务设施设备管理标准和安全与环保管理标准。

此外，还有其他中医管理标准，如中医药国际交流与合作管理标准、中医药知识产权及专利保护的管理标准、中药进出口管理标准、医疗广告管理标准、中医药文献出版管理标准、学术会议管理标准、图书馆管理标准等。

四、中医工作标准

中医工作标准是为了实现整个中医药领域工作过程的协调，提高工作质量和工作效率，对各个岗位的工作制定的标准。主要包括通用工作标准和岗位工作标准。

创建中医标准化体系是一项复杂的系统工程，需要更多的有识之士参与。在国外，标准的出台是以市场为取向，标准内容按市场需求制定，经费来源于市场。在我国，标准化工作一开始就是计划取向，政府驱动，长期实行“标准一经批准发布，就是技术法规”的强制性管理办法，往往使标准与市场脱节，数量虽多，但使用率极低。有些甚至只有文号，连文本也无从查找了。因此，只有上下结合才能加快标准体系建设的速度。

在不断完善中医标准体系的过程中，应重点考虑关键领域。如中医基础标准系统，创建重点应放在中医信息标准和名词术语标准的研究方面；中医技术标准体系应以中医临床技术标准建设为主；管理标准应加大研究力度，使中医药能规范发展；工作标准则需抓完善，使标准化工作方针能够得以更好地推广。

此外，中医标准体系应符合国家有关中医药的法律和法规，不要违背世界卫生组织（WHO）和世界贸易组织（WTO）有关传统医药的法规与规则。

第四章 中医药标准的编写

第一节 中医药标准化对象的确定

什么是标准化对象呢？根据GB/T 20000.1–2002（定义2.1.2）和GB/T 20000.1–2014（定义3.2），标准化对象是指“需要标准化的主题”。这句话表明，在众多的“主题”中，只有“需要”标准化的，才能成为标准化对象。因此，确定中医药标准化对象，首要需要考虑的就是分析行业内外对中医药标准的需求。

一、分析中医药标准化需求

在中医药标准制定之前，应从不同相关方，包括医生、医院、机构、患者等角度分析需求。在分析中医药标准化需求的过程中，第一，要明确中医药标准化项目的目的和用途。如制定中医药标准的目的，可以是提高中医临床疗效，可以是保证医疗安全等。第二，明确实施拟制定的中医药标准的可行性。例如：拟制定的中医药标准实施后，是促进还是抑制中医临床诊疗水平的提高？是增加还是减少医生的临床选择？是有益于还是不利于中医产业生产效率的提高？第三，明确制定该项标准的适时性，也就是说，是否在正确的时间做了正确的事情。应该考虑当前是否是制定该项标准的恰当时间？是否已经充分估计了相应技术的预期发展？是否能够按照预定日期完成标准制定工作？

二、考察是否具备标准的特点

根据标准的定义，标准需要具备“共同使用”和“重复使用”两个特点，所以，确定标准化对象也应考察是否具备了“共同使用”和“重复使用”这两个特点。例如：制定“人参种子”标准，标准化对象是人参种子，在人参种植过程中被所有人参种植人员共同使用，并且重复使用，因此，可以作为标准化对象。

三、了解拟制定标准所属领域的技术发展状况

应掌握拟制定标准所属领域的技术发展动向，尤其是新技术、新工艺、新发明，为确定标准化对象做好充分的技术准备。例如：计划制定针灸针标准，那就应了解目前国际市场生产针灸针的企业、生产规格、技术参数等信息。另外，标准的制定应指导技术的未来发展方向。

四、考虑与有关文件的协调

要考虑到新项目与现行有关标准、法规或其他文件的关系，判断是否需要在技术上进行协调。例如：开展中医临床诊疗指南的制定，应考虑到在术语方面，符合已经发布的国标中医临床诊疗术语的相关条目；在辨证方面，应符合已经发布的行业标准中医病证诊断与疗效判定标准的有关章节信息。

第二节　编写中医药标准的原则和方法

一、编写中医药标准的原则

GB/T 1.1–2009 提出了编写标准的 6 个原则，具体如下：

1. 目标　制定标准最直接的目标就是编制出明确且无歧义的条款，并且通过这些条款的使用，促进应用、贸易、交流。因此，编制出的标准应内容完整、表述清楚、准确、充分考虑最新技术水平、为未来技术发展提供框架、能被未参加标准编制的专业人员所理解。

2. 统一性　标准的结构、文本和术语要具有统一性。一项分成多个部分的标准的内部、一系列相关标准构成的标准体系内部，无论在文体、术语，还是在结构方面都应该具有统一性；而在一项单独出版的标准或部分的内部，文体、术语应该具有统一性，不要求结构方面的统一性。

3. 协调性　标准是成体系的技术文件，各有关标准之间存在着广泛的内在联系，标准之间只有相互协调、相辅相成，才能充分发挥标准系统的功能，获得良好的系统效应。例如：任何一项中医药标准都应该与下列标准相协调，包括标准化原理和方法、标准化术语、术语的原则和方法、符号、代号和缩略语、参考文献的标引等。再如：中医药临床诊疗指南的制定除与上述标准协调外，还应与名词术语标准协调。

4. 适用性　任何标准只有最终被使用才能发挥其作用。标准的适用性一方面是指标准中的条款适合直接使用，也就是说标准中规定的每个条款都应该是可操作的；另一方面，是指标准中条款实施后，能够适应实际需要。2012 年和 2013 年公共卫生专项基金，对已经发布的中医临床诊疗指南的适用性进行了评价，具体见第六章。

5. 一致性 以对应的国际文件为基础的标准应尽可能与国际文件保持一致，并按照 GB/T 20000.2 的规定，确定与相应国际文件的一致性程度，即等同、修改或非等效。

6. 规范性 起草标准时要遵守与标准制定有关的基础标准以及相关法律、法规。如中医药标准起草时要遵循 GB/T 1.1–2009 的各项规定，对有关要素进行撰写。如起草中药有关标准时，要与中国药典相适应。

二、编写中医药标准的方法

编写中医药标准的方法有两种：一是自主研制标准；二是采用国际标准，也就是经常称的“采标”。由于中医药发源于中国，而后传到韩国、日本，乃至全世界。因此，我国中医药标准的制定主要采用自主研制的方法。

1. 自主研制标准 自主研制标准是中医药标准制定的主要形式和方法，中医药标准的制定一般是在已经确定标准编制对象、明确标准名称的基础上，明确需要规范标准化对象的范围、标准的使用人群。

中医药标准的类型有规范、规程和指南三类。规程以推荐型条款为主，推荐的以“过程”为主，规范以要求型条款为主，规定的是以“结果”为主，指南以陈述性条款为主。标准类型不同，技术内容也会不同，设置的条款类型也会不同。在明确上述内容后，就可以着手具体编写标准了。一般来讲，编写标准时，规范性技术要素的编写在前，其他要素在后。各要素具体如何编写，详见本章第四节。

2. 采用国际标准 《WTO/TBT 协议》附件 3 的 F 条规定：“当国际标准已经存在或即将完成时，各标准化机构应以它们或其有关的部分，作为正在起草标准的基础，除非这些国际标准或其有关的部分是无效的或不适用的，例如，因为保护程度不够，或因为基本气候或地理因素，或基本技术问题等原因。”各国起草标准要以国际标准为基础，我国也不例外。《中华人民共和国标准化法》第四条规定：“国家鼓励积极采用国际标准。”以国际标准为基础制定我国标准时，在分析研究的基础上，需要确定我国标准与相应国际标准的一致性程度。不同的一致性程度需要选取不同的采用国际标准的方法。国家标准与国际标准的一致性程度分为三种：等同采用、修改采用和非等效。等同采用、修改采用是“采标”，而“非等效”并不是“采标”。

三、编写标准的基本要求

编写标准的基本要求是：

1. 正确　标准中规定的技术指标、参数、公式以及其他内容都要正确可靠。规定的指标必须以现代科学技术的综合成果和先进经验为基础，并经过严格的科学验证。对标准中的图样、表格、数值、公式、化学分子式、计量单位、符号、代号等均应进行仔细复核，消除一切技术错误，保证其正确无误。

2. 准确　标准的内容要表达准确、清楚，以防止不同人从不同角度产生不同的理解。

3. 简明　标准的内容应简洁、明了、通俗、易懂。不要使用生僻词句或地方俗语，在保证准确的前提下尽量使用大众化的语言，使大家都能正确理解和执行，避免产生不易理解或不同理解的可能性。

4. 协调　编写标准时，不能与国家法律、法规和有关标准相违背，应使这些法律、法令和法规在标准中得到贯彻。如标准中的计量单位名称、符号要遵守《中华人民共和国计量法》的有关规定。其次，编写标准时要与规定的上级、同级有关标准协调一致，要与标准所属的标准体系表内的标准一致，以充分发挥标准化系统整体功能。

5. 统一　标准编写时，表达方式要始终保持一致，同一标准中的名词、术语、符号、代号等要前后统一标准，相关标准中的名词、术语、符号、代号也要统一。同一名词或术语始终用来表达同一概念，同一概念应始终采用同一名词或术语，不能在一个标准中出现其他同义词，即不能出现一物多名或一名多物的现象。其次，同级标准的书写格式、幅面大小、章条的划分以及编号方法等都要统一；同类标准的构成、内容的编排也要统一，都要符合 GB/T 1.1–2009《标准化工作导则　第 1 部分：标准的结构和编写》的有关规定。最后，标准中使用的汉字和翻译的外文也要统一，汉字要推广使用国家正式公布的简化汉字，注意杜绝错别字。

第三节　中医药标准的结构

一、标准的要素

按照标准的内容，可以将标准划分成不同的要素，而要素是由条款构成的，条款可以采取不同的表述形式。

1. 按照要素的性质划分　按照要素的性质划分，可以将标准中的要素划分为两大类：规范性要素和资料性要素。规范性要素是"声明符合标准而需要遵守的条款的要素"。通俗地讲，如果要遵守或执行某一标准，就是要遵守该标准中所有规范性要素中所规定的内容。资料性要素是"标示标准、介绍标准、提供标准附加信息的要素"。资料性要素主要提供一些附加信息或资料，当声明采用或符合某标准时，这些要素中的内容无须遵守。按照要素性质对标准中的要素进行划分的目的，就是要区分出：在声明符合标准时，标准中的哪些要素是应遵守的，哪些要素是不必遵守的。

2. 按照要素的性质和在标准中的位置划分 按照要素的性质，分为规范性或资料性要素外，还可以根据要素所处的位置，进一步将要素划分为四种类型：资料性概述要素、资料性补充要素、规范性一般要素和规范性技术要素。

资料性概述要素是指位于正文之前的四个要素，包括封面、目次、前言、引言。资料性补充要素是指位于正文之后除了规范性附录之外的三个要素，包括资料性附录、参考文献、索引。规范性一般要素是位于正文之中靠前的三个要素，包括名称、范围、规范性引用文件。规范性技术要素是标准的核心部分。

3. 按照要素必备的和可选的状态划分 在 GB/T 1.1–2009 中规定，按照要素在标准中是否必须具备来划分，可以将标准要素划分为必备要素和可选要素两类。必备要素是指在任何一个标准中都必须存在的要素，包括封面、前言、名称、范围。可选要素是指标准中不是必须存在的要素，存在与否根据标准的具体需要而定。标准中除了封面、前言、名称、范围这四个要素外，其他要素都是可选要素。但在 GB/T 20001.10–2014《标准编写规则　第 10 部分：产品标准》中第 5 章首句说明，产品标准的必备要素包括：封面、前言、标准名称、范围、技术要求等，并在 6.5.1 条明确指出：产品标准中的技术要求为必备要素。

4. 举例 以 GB/T 21709.12–2009《针灸技术操作规范　第 12 部分：火针》为例，对要素的划分进行阐述（表 4–1）。

表 4–1　标准要素划分示例

要素的类型	构成	必备或可选要素	备注
资料性概述要素	封面	必备	资料性概述要素包括封面、目次、前言、引言，引言和目次不是必备要素，因此，在本标准中并未列出这两种要素
	前言	必备	

续表

要素的类型		构成	必备或可选要素	备注
规范性要素	规范性一般要素	名称	必备	规范性一般要素包括名称、范围、规范性引用文件，本标准中未引用有关文件，所以规范性引用文件阙如
		范围	必备	
	规范性技术要素	术语和定义	可选	此部分是整个标准的核心部分，作为技术操作规范，操作步骤、要求、注意事项、禁忌等应为必备要素，但尚无相关规定
		操作步骤与要求	—	
		注意事项	—	
		禁忌	—	
资料性补充要素		资料性附录	可选	资料性补充要素包括资料性附录、参考文献、索引，均为可选要素，本标准未列出参考文献，内容较短，不需列出索引，所以，参考文献、索引阙如

二、标准的条款

条款是标准内容的表达方式，一般分为陈述、推荐、要求三种类型。各类条款使用的助动词及其等效表述示例见表 4–2。

表 4–2　各类条款使用的助动词及其等效表述

条款	助动词	在特殊情况下使用的等效表述	功能	示例
要求	应	应该 只准许	表达要求型条款，表示声明符合标准需要满足的要求	针体烧红后，应迅速、准确地刺入针刺部位（引自：GB/T 21709.12–2009 针灸技术操作规范　第 12 部分：火针）
	不应	不得 不准许		针下沉紧或滞针时，不应用力猛拔（引自：GB/T 21709.6–2008 针灸技术操作规范　第 6 部分：穴位注射）

续表

条款	助动词	在特殊情况下使用的等效表述	功能	示例
推荐	宜	推荐 建议	表达推荐型条款，表示在几种可能性中推荐特别适合的一种，不提及也不排除其他可能性，或表示某个行动的步骤是首选的但未必是所要求的；或（以否定形式）表示不赞成但也不禁止某种可行性或行动步骤	以肌肉丰厚处为宜，常用肩、背、腰、臀、四肢近端以及腹部等（引自：GB/T 21709.5–2009 针灸技术操作规范　第5部分：拔罐）
	不宜	不推荐 不建议		针孔当天不宜着水（引自：GB/T 21709.12–2009 针灸技术操作规范　第12部分：火针）
陈述——允许	可	可以 允许	表示陈述型条款，表示在标准的界限内所允许的行动步骤	对不同材质、用途的罐具可用不同的消毒方法（引自：GB/T 21709.12–2009 针灸技术操作规范　第5部分：拔罐）
	不必	无须 不需要		一般拔罐的部位不需要消毒（引自：GB/T 21709.12–2009 针灸技术操作规范　第5部分：拔罐）
陈述——能力	能	能够	表述陈述型条款，陈述由材料的、生理的或某种原因导致的能力	定义既不应包含要求，也不应写成要求的形式。定义的表述宜能在上下文中代替其术语（引自：GB/T 1.1–2009 标准化工作导则　第1部分：标准的结构和编写）
	不能	不能够		
陈述——可能性	可能	有可能	表述陈述型条款，陈述由材料的、生理的或某种原因导致的可能性	标准化对象的不同方面可能分别引起各相关方的关注时，应清楚地区分这些不同方面……例如：这些不同方面可能有……（引自：GB/T 1.1–2009 标准化工作导则　第1部分：标准的结构和编写）
	不可能	没有可能		

1. 陈述型条款 陈述型条款利用陈述句或者利用助动词来表述信息，常用的助动词有“可”或“不必”，“能”或“不能”，“可能”或“不可能”。

2. 推荐型条款 推荐型条款常用来表达建议或指导的条款，如有几种可能性中推荐特别适合的一种，不提及也不排除其他可能性；或者某个行动步骤是首选的但未必是所要求的；或者不赞成但也不禁止某种可行性或行动步骤（使用否定形式）。推荐型条款常用的助动词是“宜”或“不宜”。

3. 要求型条款 要求型条款常用来表达如果声明符合标准，则必须满足条款的要求，不准许存在偏差。要求型条款一般利用祈使句直接表示指示，常用的助动词是“应”或“不应”。

条款所涉及的对象可以归纳为两类，一类是针对标准的使用者（人），规定其具体的活动，它告诉标准的使用者具体怎么做，但不规定这种活动将会产生什么结果；另一类是针对标准化的对象（物），规定其结果具有什么性能或可能性，它告诉标准使用者标准要求达到什么样的结果，但不规定标准使用者的活动以及采取什么样的措施。

三、标准的结构

根据标准化对象的特点，标准的层次划分采用部分、章、条、段、列项和附录等形式。

（一）部分

根据要规范的标准化对象的内容，标准可以作为一个整体单独出版，也可以将标准化对象的不同方面分别制定成一项标准的不同部分，每个部分单独出版。这样，部分就构成了标准的一个层次。

部分的编号应位于标准顺序号之后，使用阿拉伯数字从 1 开始编号。部分的编号与标准顺序号之间用“下脚点”相隔。

例： GB/T 16751.1–1997 中医临床诊疗术语 疾病部分

GB/T 16751.2–1997 中医临床诊疗术语 证候部分

GB/T 16751.3–1997 中医临床诊疗术语 治法部分

（二）章

章是标准内容划分的基本单元，是标准或部分中划分出的第一层次，“章”构成了标准结构的基本框架。每一章都应有编号，章的编号使用阿拉伯数字从 1 开始编写。章的标题是必需的，每一章都应有章标题，并置于编号之后。

例：GB/T 13734–2008《耳穴名称与定位》包括 4 章，分别如下：

1 范围

2 术语和定义

3 耳穴名称与定位的说明

4 耳穴名称与定位

（三）条

条是对章的细分。凡是章以下有编号的层次均称为“条”。条可以分为很多层，如第一层 1.1，1.2……第二层 1.1.1，1.1.2……一直可以编到第五层 1.1.1.1.1，1.1.1.1.2……但建议不要分为过多层的条，为减少层次可采用列项的方法。

条的标题应根据标准的具体情况来决定，如果某一条没有标题，就不应该在该条下再设下一层次的条。因此，一般来说，第一层次的条最好设置标题。虽然条标题可以选择，但在某一章或某一条中，其下一个层次上的各条有无标题应该统一。例如，第 5 章下一层次 5.1 有标题，则 5.2、5.3 也应该有标题，如果 5.1 没有标题，则 5.2、5.3 也应该没有标题，但 6.1、6.2 中是否有标题，与 5.1 没有关系。

例：以 GB/T 21709.19–2009《针灸技术操作规范　第 19 部分：腕踝针》“第 3 章　操作步骤与要求”为例，其下面包括 10“条”：

3.1　施术前准备

3.1.1　针具选择

3.1.2　进针点选择

3.1.3　体位选择

3.1.4　环境要求

3.1.5　消毒

3.1.5.1　针具消毒：应选择高压蒸汽灭菌法。宜选择一次性毫针。

3.1.5.2　部位消毒：可用 75% 乙醇或 0.2% 安尔碘或碘伏在施术部位消毒。

3.1.5.3　医者消毒：医者双手应用肥皂水清洗干净，再用 75% 乙醇擦拭。

3.2　施术方法

（四）段

段是章或条的细分。段没有编号。为了不在引用时产生混淆，应避免在章标题或条标题与下一层次条之间设段（“悬置段”）。

“悬置段”示例：

4.1　×××

4.1.1　×××

×××××××××××××（悬置段）

4.1.1.1　×××

××××××××××

4.1.1.2　×××

×××××××××××

（五）列项

列项可以说成是“段”中的一个子层次，可以在任意段中出现。在段中叙述的内容，以列项的形式展现，第一，能够使列项中各项表述的内容更加醒目；第二，突出了列项中各项的并列关系；第三，如果对列项中的各项进行编号，可以表明并列各项的先后顺序。

列项应由一段后跟冒号的文字引出。例如：列项中的项如果需要识别，应先使用 a)、b)……需再细分还需识别，应使用 1)、2)……不可以先分 1)、2)……再分为 a)、b)……若无需识别，也可使用“破折号”或“圆点”。

列项可以分为无编号列项和有编号列项。

1. 无编号列项　无编号列项是列项最常见的表现形式。无编号的列项，在列项的各项之前使用“破折号”或“圆点”符号。一项标准的列项如果使用破折号，则全部使用破折号，反之则全部使用圆点；或者，第一层次的列项使用破折号，第二层次的列项使用圆点，全文统一。

如果需要将无编号的列项再细分成新的列项，则只能继续细分成无编号的列项，不可细分成有编号的列项。

2. 有编号列项　有编号列项是在列项的各项之前使用字母编号，后带半圆括号的小写拉丁字母，即 a)、b)、c)……如果需要对某一项进一步细分成有编号的若干分项，则应使用数字编号在各分项之前进行标示，即 1)、2)、3)……

3. 示例

标准由各类要素组成。一项标准的要素可按下列方式进行分类：

a）按要素的性质划分，可分为：

· 资料性要素。

· 规范性要素。

b）按要素的性质以及它们在标准中的具体位置划分，可分为：

· 资料性概述要素。

· 规范性一般要素。

· 规范性技术要素。

· 资料性补充要素。

c）按要求的必备的或可选的状态划分，可分为：

· 必备要素。

· 可选要素。

（六）附录

在起草标准时，一般在以下几种情况下，可以考虑使用附录。

1. 起草标准时，如果某些内容与其他相关章条相比，篇幅较大，影响了标准结构的整体平衡，这种情况下，为了合理地安排标准的整体结构，可考虑将这些内容编写在一个“附录”中。

2. 有些内容不是正在起草的标准的主要技术内容，是附加的但又必须设计的内容，为了突出标准的主要技术内容，保持标准行文的流畅，可以考虑将这些内容安排在规范性附录中。

3. 为了方便使用者对标准中部分技术内容进一步理解，或者为了方便使用者更好地实施标准，常给出一些资料性的信息，这些信息可以编为资料性附录。

附录可以分为资料性附录和规范性附录。资料性附录中给出有助于理解或使用标准的附加信息，因此在声明符合标准时，则不需要符合这些条款。规范性附录中给出标准正文的附加或补充条款。但附录的内容是构成各标准整体的不可分割的组成部分，也就是说，标准使用者在声明符合标准时，这些条款也应遵守。

标准中的任何一个附录都应在正文或前言的相关条文中明确提及。每个附录都应有一个编号，附录编号由文字“附录”及随后表明附录顺序的大写英文字母组成，字母由“A”开始，如附录 A、附录 B、附录 C 等。即使只有一个附录，也应标明附录 A。附录的顺序应按在条文中提及的先后次序编排。附录编号的下一行，应注明附录的性质，即规范性附录或资料性附录。附录的第三行是附录的标题。每个附录中章、图、表的编号应重新从 1 开始，编号前加上附录编号中表明顺序的大写字母，字母后跟“下脚点”，如：A.1、A.2、A.3……

示例：

附录 A

（规范性附录）

腕踝针身体分区、腕踝针进针点

A.1　腕踝针身体分区

身体分区分为纵行六区和上下两段……

A.1.1　纵行六区

……

第四节　要素的编写

按照编写顺序，标准的要素分别为：封面、目次、前言、引言、名称、范围、规范性引用文件、术语和定义、规范性技术要素、附录、参考文献、索引。下面分别对各要素进行阐述。

一、封面

封面是必备要素。按照 GB/T 1.1–2009 的有关规定，封面上需要标示以下 12 项内容，具体样式见附件 2。

——标准的层次。

——标准的标志。

——标准的编号。

——被代替标准的编号（必要时）。

——国际标准分类号（ICS 号）。

——中国标准文献分类号。

——备案号（必要时）。

——标准名称。

——标准名称英文译名。

——与国际标准的一致性程度标识（必要时）。

——标准发布和实施日期。

——标准的发布部门或单位。

上述12项内容，不是所有中医药标准都需具备。如果标准代替了某个或几个标准，封面应给出被代替标准的编号，如果没有替代其他标准，则省略。如果以国际标准为基础制定我国标准，标准的一致性程度为等同采用、修改采用或非等效，则应在封面上给出一致性程度标识（IDT、MOD、NEQ）。备案号不适用于国家标准，主要适用于备案管理的行业标准、地方标准和企业标准。

此外，在标准征求意见稿和送审稿的封面显著位置应写明“在提交反馈意见时，请将您知道的相关专利连同支持性文件一并附上”。

目前，中医药发布的有关团体标准，封面内容与上述要求存在一定的差异，大部分没有国际标准分类号、中国标准文献分类号以及备案号。

二、目次

目次是可选要素。是否设置目次要根据标准的具体需要来决定。如果决定设置目次，下列内容必须依次列出：前言、引言（如有）、章的编号及其标题、附录（如有）（包括附录编号、附录性质和附录标题）、参考文献（如有）和索引（如有）等。条的编号及其标题、附录章、条的编号及标题等根据实际情况和具体需要来决定。

示例：

目　次

（引自 GB/T 20348–2006《中医基础理论术语》）

三、前言

前言是必备要素。每项标准都应该有前言。前言应以“前言”（三号黑体）为标题，视情况给出下列内容：

——标准结构的说明。

——标准编制所依据的起草规则。

——标准代替的全部或部分其他文件的说明。

——与国际文件、国外文件关系的说明。

——有关专利的说明。

——标准的提出信息或归口信息。

——标准的起草单位和主要起草人。

——标准所代替标准的历次版本发布情况。

示例：

以 GB/T 1.1–2009 为例，介绍前言的撰写方法。

前　言

GB/T 1《标准化工作导则》与 GB/T 20000《标准化工作指南》、GB/T 20001《标准编写规则》和 GB/T 20002《标准中特定内容的起草》共同构成支撑标准制修订工作的基础性国家标准。

GB/T 1《标准化工作导则》分为两个部分：

——第 1 部分：标准的机构和编写；

——第 2 部分：标准制定程序。

本部分为 GB/T1 的第 1 部分。

本部分代替 GB/T 1.1–2000《标准化工作导则 第 1 部分：标准的结构和编写规则》和 GB/T 1.2–2002《标准化工作导则 第 2 部分：标准中规范性技术要素内容的确定方法》。本部分以 GB/T 1.1–2000 为主，整合了 GB/T 1.2–2002 的部分内容，与 GB/T 1.1–2000 相比，除编辑性修改外主要技术变化如下：

——增加了“应避免无标题条再分条”的规定以及可强调无标题条中的关键术语或短语的表述形式（见 5.2.4）；

——增加了可强调列项中的关键术语或短语的表述形式（见 5.2.6）；

——在前言的规定中，删除了附录性质的陈述，增加了标准编制所依据的起草规则、涉及专利的相关说明（见 6.1.3，2000 年版的 6.1.3）；

——在引言的规定中，增加了标准涉及专利的相关说明（见 6.1.4）；

——在规范性引用文件清单的规定中，增加了列出在线文件的规则（见 6.2.3）；

——修改了在规范性引用文件清单所列的标准中标示与国际文件的对应关系的规定，只有正在起草的与国际文件存在一致性程度的我国标准，才需标示（见 6.2.3，2000 年版的 6.2.3）；

——修改了规范性引用文件以及术语和定义的引导语（见 6.2.3 和 6.3.2，2000 年版的 6.2.3 和 6.3.1）；

——删除了附录“术语和定义的起草和表述”，将与编写非术语标准中的“术语和定义”有关的内容移入正文中（见 6.3.2，2000 年版的附录 C）；

——增加了“技术要素的选择”（见 6.3.1）；

——删除了规范性技术要素中与产品标准有关的内容（见 2000 年版的 6.3.4、6.3.5 和 6.3.7）；

——增加了“技术要素的表述”（见 7.1.3）；

——增加了关于图的接排和分图的规则（见 7.3.7 和 7.3.10）；

——增加了规范性引用标准之外的正式出版文件所遵守的原则（见 8.1.3.1）；

——增加了说明相关专利的要求（见 8.4 和附录 C）；

——增加了“数值的选择”（见 8.5）；

——修改了目次的编排格式（见 9.3，2000 年版的 7.3）；

——修改了章标题、条标题的行间距（见 9.9.1，2000 年版的 7.6）；

——删除了列项中再分段的规定（见 2000 年版的 7.7）；

——删除了多个附录接排的规定（见 2000 年版的 7.13）；

——增加了图与其前面的条文、表与其后面的条文，图题和表题的行间距规定（见 9.9.6）；

——增加了标准化项目标记的详细规定（见附录 E）；

——增加了表示可能性的助动词，修改了助动词的等效表述形式（见附录 F，2000 年版的附录 E）。

本部分使用重新起草法参考 ISO/IEC 导则第 2 部分：2004《国际标准的结构和起草规则》编制，与 ISO/IEC 导则第 2 部分的一致性程度为非等效。

本部分由全国标准化原理与方法标准化技术委员会（SAC/TC 286）归口。

本部分起草单位：中国标准化研究院、中国电子技术标准化研究所、中国标准出版社、机械科学研究总院、冶金工业信息标准研究院、建设部标准定额司、总装备部电子信息基础部标准化研究中心。

本部分主要起草人：白殿一、逄征虎、刘慎斋、陆锡林、白德美、强毅、魏绵、赵文慧、卫明、赵朝义、肖健。

本部分代替了 GB/T 1.1-2000 和 GB/T 1.2-2002。

GB/T 1.1-2000 的历次版本发布情况为：

——GB 1.1-1981、GB 1.1-1987、GB/T 1.1-1993；

——GB 1-1958、GB 1-1970、GB 1-1973、GB 1.2-1981、GB 1.2-1988、GB/T 1.2-1996。

GB/T 1.2-2002 的历次版本发布情况为：

——GB 1.3-1987、GB/T 1.3-1997；

——GB/T 1.7-1988。

四、引言

引言是可选要素。如果需要编写引言，则应用“引言”（三号黑体）作为标题，引言应根据具体情况，给出下列内容：

——编制标准的原因。

——标准技术内容的特殊信息或说明。

——专利的说明。

引言不应编号，如果引言的内容需要分条时，应仅对条编号，表示为0.1、0.2等。引言中如有图、表、公式，均应从1开始对它们进行编号，正文中相关内容的编号与引言中的编号连续。

示例：

> 引　言
>
> 近五十年来，GB/T 1通过持续地实施以及不断地修订和完善，在我国标准制修订工作中发挥了重要的指导作用。GB/T 1.1–2000和GB/T 1.2–2002发布以来，收到了许多标准使用者提出的修改意见和建议，在标准应用过程中也遇到了一些新的问题。此外，GB/T1依据的主要国际文件ISO/IEC导则已于2004年修订出版了第五版，该ISO/IEC导则分为两个部分，原第3部分已经与第2部分合并，为了适应我国标准化工作发展的需要，进一步与新版的ISO/IEC导则相协调，促进贸易和交流，有必要对GB/T 1进行修订。
>
> GB/T 1.1以前的各个版本均是以ISO/IEC导则为基础起草的。ISO/IEC导则是以传统制造业为代表，以产品标准为例编写的，而GB/T 1.1是全国各行各业在编写标准时共同遵守的基础标准，它关注的范围理应更加广泛。因此，本次修订更加注重我国标准的自身特点，主要规定了普遍适用于各类标准的资料性概述要素、规范性一般要素和资料性补充要素以及规范性技术要素中的几个通用要素等内容的编写，而规范性技术要素中其他要素的编写在相关的基础标准（GB/T 20000、GB/T 20001和GB/T 20002）中进行规定。调整后的GB/T 1.1更加适用于各类标准的编写。

五、名称

名称是必备要素。标准名称是对标准的主题最集中、最简明的概括，它直接表述了标准化的对象，反映了标准的范围。标准名称直接关系到标准信息的传播效果，是读者使用、收集和检索标准的主要判断依据。

标准名称不应多于三种要素：引导要素、主体要素和补充要素。

1. 引导要素（可选） 表示标准所属的领域。

2. 主体要素（必备） 表示上述领域内标准所涉及的主要对象。

3. 补充要素（可选） 表示上述主要对象的特定方面，或给出区分该标准（或该部分）与其他标准（或其他部分）的细节。

标准名称中主体要素不可少，当标准名称中如果没有引导要素，主体要素所表示的对象就不明确时，则应有引导要素；反之，如果标准名称的主体要素能够确切地概括标准所要论述的对象时，则应省略引导要素。如果标准所规定的内容仅涉及主体要素所表示的标准化对象的一两个方面，则需要用补充要素来进一步指出标准所具体涉及的那一两个方面。

示例：

> 中医临床诊疗术语　疾病部分（“中医临床诊疗术语”为主体要素，“疾病部分”为补充要素）
>
> 针灸技术操作规范　第20部分：毫针基本刺法（“针灸技术操作规范”为主体要素，“第20部分：毫针基本刺法”为补充要素）

确定名称时常见问题有以下几方面。

1. 类似于研究项目或论文名字。

2. 不够简练。

3. 对规范、规程、指南等后缀使用不规范。

（规范：要求性文件；规程：程序性文件；指南：原则性、方向性建议的文件）

中药编码规则 中药饮片（包括中药配方颗粒和中药超微饮片）和中药材的编码 中药方剂和中成药的编码规则及其编码 中药饮片在供应链（流通环节）管理中的编码与表示	→	中药编码规则及编码 中药方剂的编码规则及其编码 中药饮片在供应链管理中的编码与表示

六、范围

范围是必备要素。正文第一章应该是范围，范围应该包括两方面的内容。

1. 明确界定标准化对象和所涉及的各个方面 应使用下面表述形式：

（1）本标准规定了……方法。

（2）本标准确立了……原则。

（3）本标准给出了……指南。

（4）本标准界定了……术语。

2. 指明标准或特定部分的适用界限 应使用下面表述形式：

本标准适用于 / 不适用于……

示例：

1. 引自 GB/T 13734-2008 耳穴名称与定位

> 1　范围
>
> 本标准规定了人体耳穴的名称和耳穴的标准定位。
>
> 本标准适用于耳穴名称与定位。

2. 引自 GB/T 21709.19-2009 针灸技术操作规范第 19 部分：腕踝针

> 1　范围
>
> GB/T 21709 的本部分规定了腕踝针的术语和定义、操作步骤与要求、注意事项及禁忌。
>
> 本部分适用于腕踝针技术操作。

七、规范性引用文件

规范性引用文件是可选要素。

（一）规范性引用文件的目的

在编写标准时，经常需要在条文中重复标准本身的内容，或者需要编写的内容在现行标准中已经做了规定，并且这些规定又是适用的，这时则需要重复其他标准中的内容，这种情况下，通常不应抄录需重复的具体内容，而应采取引用的方法。

（二）规范性引用的文件类型

规范性引用可以引用的文件主要包括两大类，一类是标准，一类是标准之外的文件。需要明确说明的是，无论哪一类标准，都不应在标准中规范性引用法律法规。GB/T 20000.3–2014《标准化工作指南第 3 部分：引用文件》之 5.1.5 条指出：“在标准中不宜引用下列文件：法律、行政法规、规章和其他政策性文件。” 5.1.6 条指出：“在标准中不宜出现要求符合法规和政策性文件的条款，例如不宜出现如下表述：‘……要求应符合国家有关法律法规’。”

首选被引用的文件包括国家标准、行业标准、国家标准化指导性技术文件或国际标准，特定情况下，ISO、IEC 发布的国际文件，包括技术规范、可公开获得的规范、技术报告、指南等也可作为规范性文件加以引用。其他类型的文件作为规范性引用文件加以引用，应经过相关标准的归口标准化技术委员会或相关标准的审查会议确认符合下列条件。

——这些文件具有广泛可接受性和权威性，并能够公开获得。

——作者或出版者已经同意该文件被应用，并且，当函索时能从作者或出版者那里得到这些文件。

——作者或出版社已经同意，将他们修订该文件的打算以及修订所涉及的要点及时通知标准的归口标准化技术委员会或归口单位。

（三）规范性引用文件的方式

规范性引用文件有注日期引用和不注日期引用两种方式。注日期引用时，应给出版本号或年号以及完整的标准名称，说明只有所引的制定版本适用于引用它的标准，而以后被修订的新版本、修改单中的内容均不适用。对于标准条文中不注日期引用的文件，则不应给出版本号或年号，只有完整的标准名称，说明所引的文件无论如何更新，其最新版本，包括所有的修改单适用于引用它的标准。

引用文件的排列顺序为：国家标准、行业标准、地方标准、国内有关文件、国际标准、ISO/IEC 有关文件、其他国际标准以及其他国际有关文件。国家标准、国际标准按标准顺序号排列；行业标准、地方标准、其他国际标准先按标准代号的拉丁字母和（或）阿拉伯数字的顺序排列，再按标准顺序号排列。

规范性引用文件一章，要使用下面的引导语：

“下列文件对于本文件的应用是必不可少的。凡是注日期的引用文件，仅注日期的版本适用于本文件。凡是不注日期的引用文件，其最新版本（包括所有的修改单）适用于本文件。”

示例：

> 下列文件对于本文件的应用是必不可少的。凡是注日期的引用文件，仅注日期的版本适用于本文件。凡是不注日期的引用文件，其最新版本（包括所有的修改单）适用于本文件。
>
> GB/T 321 优先数和优先数系（ISO 3）
>
> GB 3100 国际单位制及其应用（ISO 1000）
>
> GB 3101 有关量、单位和符号的一般原则（ISO 31-0）
>
> GB 3102（所有部分）量和单位〔ISO 31（所有部分）〕

八、规范性技术要素

规范性技术要素是整个标准的核心，在不同的标准中，规范性技术要素各不相同。

（一）规范性技术要素的选择

1. 目的性原则 根据编制标准的目的，确定标准中规范性技术要素。

2. 性能原则 只要可能，要求应由性能特性来表达，而不是设计和描述特性来表达。

3. 可证实性原则 不论标准的目的如何，标准中应只列入那些能被证实的要求。标准中的要求应定量并使用明确的数值表示。不应仅使用定性的表述。

示例：

> 《中医临床诊疗指南编制通则》（ZYYXH/T473-2015）中，对中医临床诊疗指南的规范性技术要素进行了规定，提出在中医临床诊疗指南中，应包括术语和定义、诊断、辨证、治疗、预防和调摄、疗效评价、规范性附录，其中诊断、辨证、治疗为必备要素，其他为可选要素。通过这个示例，可以看出，规范性技术要素的选择，应该根据标准编制的目的进行确定，在撰写时强调性能原则和可证实性原则。

（二）术语和定义

术语和定义是可选要素。

有一类标准叫作术语标准，是指除了界定与术语有关的内容外，没有其他规范性技术要素的标准。如果在标准中有一章的标题叫“术语和定义”，并且还有其他规范性技术要素，则这类标准不是术语标准，而被称为“非术语标准”。在“非术语标准”中应选择标准的范围所覆盖领域中的、理解不一致的、多次使用的、尚无定义或需要改写已有定义的术语作为“术语和定义”中的术语进行定义。

“术语和定义”这一要素表达的形式和内容是相对固定的，形式是“引导语+术语条目”，根据不同的情况，选择的引导语也不同，如“下列术语和定义适用于本文件”“……界定的以及下列术语和定义适用于本文件。为了便于使用，以下重复列出了……中的一些术语和定义”。术语条目至少应包括：条目编号、术语、英文对应词、定义。

每个术语条目都应有一个编号，只有一个术语条目也应有编号。条目编号由阿拉伯数字和“下脚点”组成，如3.1、3.2……术语条目编号单独占一行。关于英文对应词，除了专有名词外，英文对应词全部使用小写字母，名词为单数，动词为原形。

示例：

3 术语和定义

下列术语和定义适用于GB/T 21709的本部分。

3.1

艾灸 moxibustion

用艾绒或以艾绒为主要成分制成的灸材，点燃后悬置或放置在穴位或病变部位，进行灼烧、温熨，借灸火的热力以及药物的作用，达到治病、防病和保健目的的一种外治方法。

3.2

艾绒 moxa-wool

艾叶经加工制成的淡黄色细软绒状物。

非术语类标准（引自GB/T 21709.1-2008针灸技术操作规范 第1部分：艾灸）

（三）要求

要求是可选要素。要求应包含下列内容：

——直接或以引用方式给出标准涉及的产品、过程或服务等方面的所有特性。

——可量化特性所要求的极限值。

——针对每个要求，引用测定或检验特性值的试验方法，或者直接规定试验方法。

下面以GB/T 10060–2011《电梯安装验收规范》为例，进行阐述。在下面的标准中，规定了量化的极限值，采用不小于0.7m、不小于0.5m×0.6m等语言描述。

5　验收检验项目及检验要求

5.1　机器设备区间和滑轮间

5.1.1　通道

通往机器设备区及滑轮间的通道应符合GB 7588–2003中6.2的要求。

5.1.2　安全空间和维修空间

5.1.2.1　机房内电梯驱动主机旋转部件的上方应有不少于0.3m的铅垂净空距离。

井道内无防护的电梯驱动主机旋转部件上方应有不少于0.3m的铅垂净空距离。如果该距离小于0.3m，应按照GB 7588–2003中9.7.1 a）的要求提供防护。

5.1.2.2　滑轮间内天花板以下的净高度不应小于1.5m（装有控制柜的滑轮间除外），滑轮上方应有不小于0.3m的铅垂净空距离。

九、附录

附录包括规范性附录和资料性附录，附录的编写参见本章第三节附录部分。

十、参考文献

参考文献是可选要素。标准编写过程中，可能引用了许多其他的文件，规范性引用的，都已经列入了“规范性引用文件”一章。其他标准中资料性引用的一些文件，当需要将它们明确列出时，则应列入“参考文献”，此外，标准编制过程中参考过的文件也可列入参考文献。

参考文献应置于最后一个附录之后。文献清单中的每个参考文献前应在方括号中给出序号。

十一、索引

索引是可选要素。如果需要设置索引，则应用“索引”为标题，将其设为标准最后一个要素。索引一般以标准中的“关键词”作为索引对象，以关键词的汉语拼音顺序作为索引顺序，并引出对应的章条、附录编号和（或）表的编号。如果需要索引的关键词较多，可在汉语拼音首字母相同的关键词之前，标出汉语拼音的首字母。

示例：

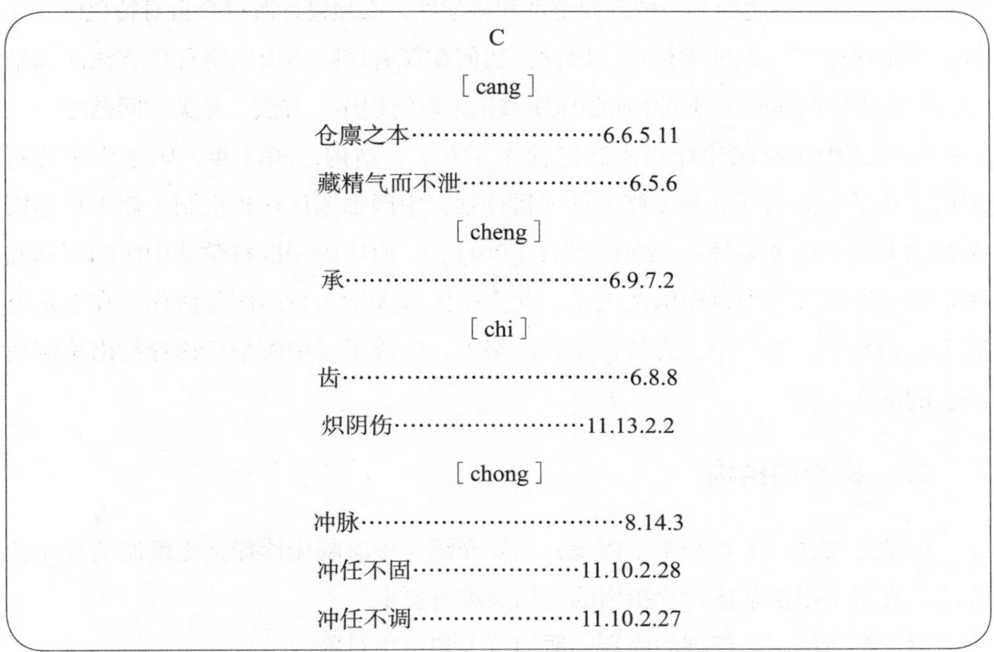

C

［cang］

仓廪之本……………………6.6.5.11

藏精气而不泄…………………6.5.6

［cheng］

承……………………………6.9.7.2

［chi］

齿……………………………6.8.8

炽阴伤……………………11.13.2.2

［chong］

冲脉…………………………8.14.3

冲任不固…………………11.10.2.28

冲任不调…………………11.10.2.27

（引自 GB/T 20348-2006《中医基础理论术语》）

第五节　中医药标准撰写范例

标准的编制一般应该符合《GB/T 1.1-2009 标准化工作导则　第1部分：标准的结构和编写》的规定。下面以《中医临床诊疗指南编制通则》（ZYYXH/T473-2015）作为示例，详细阐述中医药标准撰写方法。

一、背景

临床指南是促进卫生服务公平性，节省政府卫生支出的重要载体，科学制定的临床指南对于提高医务人员的医疗水平、规范医疗行为、提高服务质量、科学配置医药资源和保障患者的权益等起着重要作用。为规范中医临床诊疗行为，保障中医医疗质量和医疗安全，国家中医药管理局组织开发了中医临床指南。

国际上临床指南的制定已有成熟的程序和方法，但一方面中医缺乏有力的循证证据的支持，制定的指南难以被国际相关组织认同，且不易得到国内外广泛接受；另一方面，中医证类的分级缺乏规范性和科学性，必须设计既符合自身特色的，又符合循证医学特点的证类标准。因此，如何在现有国际指南制定程序方法的基础上，结合中医药实际，规范中医临床实践指南制定程序、方法，是关键问题之一。

为规范中医临床诊疗指南制定程序、方法、结构，2011 年，国家中医药管理局下达了中医药标准制（修）订项目计划，中医临床诊疗指南制（修）订通则及技术方法（任务编号：ZYYS-2011［0011］)，由中国中医科学院中医临床基础医学研究所牵头，南京中医药大学、北京中医院大学东直门医院协作，在王永炎院士的指导下，老、中、青科学家共同努力，完成了《中医临床诊疗指南编制通则》的制定工作。

二、标准的结构

标准正文共设 6 章和 1 个附录，主要介绍了中医临床诊疗指南编制的程序及方法，规定了中医临床诊疗指南的结构及编写要求。

第 1 章明确了本规则的内容、适用范围和适用对象。

第 2 章列出了本标准主要引用的标准规范文件。

第 3 章规范了术语和定义。

第 4 章规定了中医临床诊疗指南编写的基本原则。提出指南各项建议的形成要有充分的证据，并且可溯源，强调指南制定时既要充分考虑现有的临床证据，又要注重专家经验，指出指南的制定应遵循可行性、先进性，与当前科学发展水平相适应；保持严格的科学性；与其他相关标准的协调性；标准本身结构、问题、术语等的统一性、准确性。

第 5 章是整个标准的重点，以中医药标准制定的各阶段为纲，详细阐述标准制定各阶段的工作程序和主要工作内容、技术方法。项目组系统总结梳理了循证性指南开发机构发布的相关指南开发手册及方法学研究现状，并针对证据分级、推荐强度、专家共识法开展了专题研究，最终形成了基于证据和专家共识的中医临床诊疗指南制定程序和方法。

第 6 章介绍了指南的结构及编写方法。

标准的基本结构如下。

目　次

三、要素的撰写

《中医临床诊疗指南编制通则》包括封面、目次、前言、引言、范围、规范性引用文件、术语和定义、总则、制定程序及方法、中医临床诊疗指南的结构、规范性附录等要素构成，下面逐一进行介绍，从而进一步阐述标准各要素的撰写方法。

（一）封面

《中医临床诊疗指南编制通则》为中华中医药学会发布的团体标准，封面的设置按照中华中医药学会颁布标准的要求统一安排，包括标准的层次、标准的标志、标准的编号、标准名称、标准名称英文译名、标准发布和实施日期、标准的发布部门或单位。

（二）目次

虽然本标准的页数不多，但内容比较繁杂，所以设置目次，以便标准使用人员能够较好地理解标准的层次以及标准的内容。本标准的目次为自动生成。

（三）前言

按照 GB/T 1.1–2009 的有关规定，该标准的前言包括以下信息：本标准制定的依据、提出单位、归口单位、起草单位、起草人员。

（四）引言

为了说明编制本标准的原因、有关背景、制定过程以及指导专家的一些信息，本标准编写了引言。

（五）范围

范围一章按照有关要求，指出：

本《通则》规定了中医临床诊疗指南编制的工作程序、技术方法以及结构、编制要求。

本《通则》适用于中医临床诊疗指南的编制。

（六）规范性引用文件

在规范性引用文件一章，按照规定撰写引导语“下列文件对于本《通则》的应用是必不可少的……适用于本《通则》”。在本标准中引用了两个文件，并按照引用文件的顺序，进行了排序。

（七）规范性技术要素

本标准的规范性技术要素包括 5 个部分，除了术语和定义、规范性附录等与其他标准的规范性技术要素相同外，增加了 3 个要素。

编制本标准的主要目的：为指南开发人员能够更好地开发出具有科学性、可靠性和实用性的临床指南，提供方法学支撑。因此，在规范性技术要素中，确定了编制指南的原则、编制指南的程序和方法以及指南的基本结构等要素。

1. 术语和定义 本标准规定了一个术语，即“中医诊疗指南”，按照要求给出了要定义的术语名称、英文翻译以及定义。

2. 总则 给出了编制指南的基本原则和要求，包括指南编制的目的、指南编制的依据以及注意事项等规定。

3. 制定程序和方法 这是本标准的核心内容，按照前期指南编制程序和方法研究的结果，撰写本章的内容。本章包括 23 条。

本章的内容是基于前期研究基础，在撰写方面，往往忽视的是，我们撰写的是标准，而不是科研论文，应使用标准有关的语言及表达方式，例如：要按照条款的类型，使用相应的助动词；注意条、段、列项等的使用方法和原则等。

（1）条款中助动词的使用

例如：指南工作组应由具备临床专业……的人员组成。

若未发现与主题相关的指南，可申请立项制定指南。

（2）列项的使用

4.4.2.4 制定纳入排除标准，筛选文献

指南制定小组制定一套明确的文献纳入与排除标准，对文章进行筛选，以决定可以纳入的文献。进行筛选时，可以先通过阅读题目与摘要排除一些与指南制定无关的文章，对于符合标准和无法判断的文献再获取全文进行仔细阅读与再次评估。

↓

4.4.2.4 筛选文献

筛选文献按照下面的程序开展：

——制定一套明确的文献纳入与排除标准，对文章进行筛选；

——通过阅读题目与摘要排除无关的文章；

——对于符合标准文献阅读全文进行评估。

4. 中医诊疗指南的结构 由于指南的特殊性，指南的要素与一般标准的要素之间存在一定的差异，因此，本标准规定了指南应具备的要素，其中必备要素包括封面、前言、引言、名称、范围、诊断、辨证、治疗、参考文献。

在一般的标准中，引言、参考文献为可选要素，可在指南的编制中，引言中应给出循证证据的检索、筛选、评价方法；专家共识证据的实施情况；采用的指南制定证据级别和推荐强度标准；指南的评议和咨询过程；指南制定资金来源或资助者，有无潜在的利益关系等，这些内容在每个指南的制定过程中，是均需交代的，所以为必备要素。指南的编制要有证据，而证据的来源则是临床文献，所以参考文献是必备要素，在本标准中进行了规定。

在这部分中，需要说明的是规范性引用文件的表达。

在“2 规范性引用文件”中，指明本标准引用了 GB/T 1.1–2009《标准化工作导则　第 1 部分：标准的结构和编写》。因此，在正文中，应交代在哪个地方引用了这项标准。例如：

（1）封面、目次、前言、名称、范围、规范性引用文件、规范性附录、资料性附录、参考文献及索引按照 GB/T 1.1–2009《标准化工作导则　第 1 部分：标准的结构和编写》的要求起草。

（2）除按照 GB/T 1.1–2009《标准化工作导则　第 1 部分：标准的结构和编写》的要求撰写外，还应介绍以下信息：……

5. 规范性附录 本标准中包含 1 个附录，为规范性附录。

本标准 5.6 同行评价中指出：“评价工具可采用指南研究与评价工具Ⅱ（AGREE Ⅱ，见附录 A）……”

设置规范性附录的目的，是为了突出标准的主要技术内容，为了合理地安排标准的整体结构，将这些内容编写在一个“附录”中。因为，这个附录给出了标准正文的补充条款，是构成本标准整体的不可分割的组成部分，具有规范的意义，因此，为规范性附录。

第五章
中医药标准制定程序

第一节　中医药标准分类

一、中医药标准的分类方法

（一）按照标准制定机构的级别和标准所覆盖的范围划分

我国《标准化法》规定，我国的标准分为国家标准、行业标准、地方标准和企业标准。中医药标准也分为中医药国家标准、中医药行业标准、中医药地方标准和中医药企业标准。按照最新的《中华人民共和国标准化法（征求意见稿）》的有关规定，提出鼓励团体标准的制定工作。因此，中医药团体标准也成为标准的一个层级。

1. 中医药国家标准　国家标准是由国务院标准化主管部门制定的需要在全国范围内统一的技术要求。根据最新《中华人民共和国标准化法》的有关规定，对保障人身健康和生命财产安全、国家安全、生态环境安全以及满足社会经济管理基本需要的技术要求，应当制定强制性国家标准；对满足基础通用，与强制性国家标准配套、对本行业起引导作用等需要的技术要求，可以制定推荐性国家标准。

截至 2016 年 6 月 1 日，我国已经发布中医药国家标准 37 项，基本信息见表 5–1。

表 5–1 中医药国家标准

序号	标准号	标准名称	发布日期	实施日期	发布机构	归口单位	起草单位	被代替标准号
1	GB/T 15657–1995	中医病证分类与代码	1995/7/25	1996/1/1	国家技术监督局	全国中医标准化技术委员会	国家中医药管理局全国中医医院信息管理中心	
2	GB/T 16751.1–1997	中医临床诊疗术语 疾病部分	1997/3/4	1997/10/1	国家技术监督局	全国中医标准化技术委员会	湖南中医学院中医诊断研究所，中国中医药学会内科、外科、妇科、儿科、眼科、耳鼻喉科、皮肤科、肛肠科等专业委员会，中国中医研究院，北京中医药大学，上海中医药大学，成都中医药大学，南京中医药大学，辽宁中医学院	
3	GB/T 16751.2–1997	中医临床诊疗术语 证候部分	1997/3/4	1997/10/1	国家技术监督局	全国中医标准化技术委员会	湖南中医学院中医诊断研究所，中国中医药学会内科、外科、妇科、儿科、眼科、耳鼻喉科、皮肤科、肛肠科等专业委员会，中国中医研究院，北京中医药大学，上海中医药大学，成都中医药大学，南京中医药大学，辽宁中医学院	

续表

序号	标准号	标准名称	发布日期	实施日期	发布机构	归口单位	起草单位	被代替标准号
4	GB/T 16751.3-1997	中医临床诊疗术语 治法部分*	1997/3/4	1997/10/1	国家技术监督局	全国中医标准化技术委员会	湖南中医学院中医诊断研究所，中国中医药学会内科、外科、妇科、儿科、眼科、耳鼻喉科、皮肤科、肛肠科等专业委员会，中国中医研究院，北京中医药大学，上海中医药大学，成都中医药大学，南京中医药大学，辽宁中医学院	
5	GB/T 20348-2006	中医基础理论术语	2006/5/25	2006/10/1	中华人民共和国国家质量监督检验检疫总局，中国国家标准化管理委员会	全国中医标准化技术委员会	辽宁中医药大学	
6	GB/T 12346-2006	腧穴名称与定位	2006/9/18	2006/12/1	中华人民共和国国家质量监督检验检疫总局，中国国家标准化管理委员会	全国针灸标准化技术委员会	中国中医科学院针灸研究所	GB/T 12346-1990
7	GB/T 13734-2008	耳穴名称与定位	2008/4/23	2008/7/1	中华人民共和国国家质量监督检验检疫总局，中国国家标准化管理委员会	全国针灸标准化技术委员会	北京中医药大学	GB/T 13734-1992

续表

序号	标准号	标准名称	发布日期	实施日期	发布机构	归口单位	起草单位	被代替标准号
8	GB/T 21709.1–2008	针灸技术操作规范 第1部分 艾灸	2008/4/23	2008/7/1	中华人民共和国国家质量监督检验检疫总局，中国国家标准化管理委员会	全国针灸标准化技术委员会	安徽中医学院	
9	GB/T 21709.2–2008	针灸技术操作规范 第2部分 头针	2008/4/23	2008/7/1	中华人民共和国国家质量监督检验检疫总局，中国国家标准化管理委员会	全国针灸标准化技术委员会	长春中医药大学	
10	GB/T 21709.3–2008	针灸技术操作规范 第3部分 耳针	2008/4/23	2008/7/1	中华人民共和国国家质量监督检验检疫总局，中国国家标准化管理委员会	全国针灸标准化技术委员会	天津中医药大学，河北医科大学中医学院，北京中医大学	
11	GB/T 21709.4–2008	针灸技术操作规范 第4部分 三棱针	2008/4/23	2008/7/1	中华人民共和国国家质量监督检验检疫总局，中国国家标准化管理委员会	全国针灸标准化技术委员会	天津中医药大学，辽宁中医药大学，北京中医药大学	
12	GB/T 21709.5–2008	针灸技术操作规范 第5部分 拔罐	2008/4/23	2008/7/1	中华人民共和国国家质量监督检验检疫总局，中国国家标准化管理委员会	全国针灸标准化技术委员会	山东中医药大学，北京中医药大学，长春中医药大学	

续表

序号	标准号	标准名称	发布日期	实施日期	发布机构	归口单位	起草单位	被代替标准号
13	GB/T 21709.6–2008	针灸技术操作规范 第6部分 穴位注射	2008/4/23	2008/7/1	中华人民共和国国家质量监督检验检疫总局，中国国家标准化管理委员会	全国针灸标准化技术委员会	北京中医药大学	
14	GB/T 21709.7–2008	针灸技术操作规范 第7部分 皮肤针	2008/4/23	2008/7/1	中华人民共和国国家质量监督检验检疫总局，中国国家标准化管理委员会	全国针灸标准化技术委员会	湖北中医学院	
15	GB/T 21709.8–2008	针灸技术操作规范 第8部分 皮内针	2008/4/23	2008/7/1	中华人民共和国国家质量监督检验检疫总局，中国国家标准化管理委员会	全国针灸标准化技术委员会	成都中医药大学，北京中医药大学	
16	GB/T 21709.9–2008	针灸技术操作规范 第9部分 穴位贴敷	2008/4/23	2008/7/1	中华人民共和国国家质量监督检验检疫总局，中国国家标准化管理委员会	全国针灸标准化技术委员会	中国中医科学院广安门医院，天津中医药大学，河北医科大学	
17	GB/T 21709.10–2008	针灸技术操作规范 第10部分 穴位埋线	2008/4/23	2008/7/1	中华人民共和国国家质量监督检验检疫总局，中国国家标准化管理委员会	全国针灸标准化技术委员会	中国人民解放军总医院，北京中医药大学	

续表

序号	标准号	标准名称	发布日期	实施日期	发布机构	归口单位	起草单位	被代替标准号
18	GB/T 21709.11–2009	针灸技术操作规范 第11部分 电针	2009/2/6	2009/8/1	中华人民共和国国家质量监督检验检疫总局，中国国家标准化管理委员会	全国针灸标准化技术委员会	上海中医药大学，安徽中医学院，中国中医科学院，中国针灸学会	
19	GB/T 21709.12–2009	针灸技术操作规范 第12部分 火针	2009/2/6	2009/8/1	中华人民共和国国家质量监督检验检疫总局，中国国家标准化管理委员会	全国针灸标准化技术委员会	北京针灸三通法研究会	
20	GB/T 21709.13–2013	针灸技术操作规范 第13部分 芒针	2013/12/31	2014/12/1	中华人民共和国国家质量监督检验检疫总局，中国国家标准化管理委员会	全国针灸标准化技术委员会	天津中医药大学第一附属医院	
21	GB/T 21709.14–2009	针灸技术操作规范 第14部分 鍉针	2009/2/6	2009/8/1	中华人民共和国国家质量监督检验检疫总局，中国国家标准化管理委员会	全国针灸标准化技术委员会	黑龙江省中医研究院，上海中医药大学附属岳阳医院，哈尔滨市第一医院	
22	GB/T 21709.15–2009	针灸技术操作规范 第15部分 眼针	2009/2/6	2009/8/1	中华人民共和国国家质量监督检验检疫总局，中国国家标准化管理委员会	全国针灸标准化技术委员会	辽宁中医药大学附属医院	

续表

序号	标准号	标准名称	发布日期	实施日期	发布机构	归口单位	起草单位	被代替标准号
23	GB/T 21709.16–2013	针灸技术操作规范 第16部分 腹针	2013/12/31	2014/12/1	中华人民共和国国家质量监督检验检疫总局，中国国家标准化管理委员会	全国针灸标准化技术委员会	广东省中医院，北京中医药大学，北京中医药大学附属护国寺中医院，北京薄氏腹针研究院	
24	GB/T 21709.17–2009	针灸技术操作规范 第17部分 鼻针	2009/2/6	2009/8/1	中华人民共和国国家质量监督检验检疫总局，中国国家标准化管理委员会	全国针灸标准化技术委员会	湖北中医学院	
25	GB/T 21709.18–2009	针灸技术操作规范第18部分口唇针	2009/2/6	2009/8/1	中华人民共和国国家质量监督检验检疫总局，中国国家标准化管理委员会	全国针灸标准化技术委员会	成都中医药大学	
26	GB/T 21709.19–2009	针灸技术操作规范 第19部分 腕踝针	2009/2/6	2009/8/1	中华人民共和国国家质量监督检验检疫总局，中国国家标准化管理委员会	全国针灸标准化技术委员会	天津中医药大学	
27	GB/T 21709.20–2009	针灸技术操作规范 第20部分 毫针基本刺法	2009/2/6	2009/8/1	中华人民共和国国家质量监督检验检疫总局，中国国家标准化管理委员会	全国针灸标准化技术委员会	黑龙江省中医研究院，上海中医药大学附属岳阳中西医结合医院，北京中医药大学针灸学院	

续表

序号	标准号	标准名称	发布日期	实施日期	发布机构	归口单位	起草单位	被代替标准号
28	GB/T 21709.21–2013	针灸技术操作规范 第21部分 毫针基本手法	2013/12/31	2014/12/1	中华人民共和国国家质量监督检验检疫总局，中国国家标准化管理委员会	全国针灸标准化技术委员会	黑龙江省中医研究院，上海中医药大学附属岳阳中西医结合医院，北京中医药大学针灸学院，黑龙江中医药大学第一附属医院，黑龙江中医药大学第二附属医院	
29	GB/T 21709.22–2013	针灸技术操作规范 第22部分 刮痧	2013/12/31	2014/12/1	中华人民共和国国家质量监督检验检疫总局，中国国家标准化管理委员会	全国针灸标准化技术委员会	中国中医科学院针灸研究所，陕西中医学院附属医院，中国中医科学院望京医院	
30	GB/T 22163–2008	腧穴定位图	2008/7/2	2008/11/1	中华人民共和国国家质量监督检验检疫总局，中国国家标准化管理委员会	全国针灸标准化技术委员会	中国中医科学院针灸研究所	
31	GB/T 23237–2009	腧穴定位人体测量方法	2009/2/6	2009/8/1	中华人民共和国国家质量监督检验检疫总局，中国国家标准化管理委员会	全国针灸标准化技术委员会	中国中医科学院针灸研究所	
32	GB/T 30233–2013	腧穴主治	2013/12/31	2014/12/1	中华人民共和国国家质量监督检验检疫总局，中国国家标准化管理委员会	全国针灸标准化技术委员会	中国中医科学院针灸研究所	

续表

序号	标准号	标准名称	发布日期	实施日期	发布机构	归口单位	起草单位	被代替标准号
33	GB/T 30232-2013	针灸学通用术语	2013/12/31	2014/12/1	中华人民共和国国家质量监督检验检疫总局，中国国家标准化管理委员会	全国针灸标准化技术委员会	北京中医药大学，中国中医科学院针灸研究所	
34	GB/T 19618-2004	甘草	2004/12/28	2005/6/1	中华人民共和国国家质量监督检验检疫总局，中国国家标准化管理委员会	全国中药标准化技术委员会	陕西中药研究所，内蒙古伊克昭盟医药分公司，宁夏灵武市医药药材公司	
35	GB/T 31773-2015	中药方剂编码规则及编码	2015/5/29	2015/12/1	中华人民共和国国家质量监督检验检疫总局，中国国家标准化管理委员会	全国中药标准化技术委员会	深圳市卫生和计划生育委员会	
36	GB/T 31774-2015	中药编码规则及编码	2015/5/29	2015/12/1	中华人民共和国国家质量监督检验检疫总局，中国国家标准化管理委员会	全国中药标准化技术委员会	深圳市卫生和计划生育委员会	
37	GB/T 31775-2015	中药在供应链管理中的编码与表示	2015/5/29	2015/12/1	中华人民共和国国家质量监督检验检疫总局，中国国家标准化管理委员会	全国中药标准化技术委员会	深圳市卫生和计划生育委员会	

2. 中医药行业标准　行业标准是在没有国家标准的条件下而又需要在全国某个行业范围内统一的技术标准。行业标准专业性很强，是对国家标准的补充。

《深化标准化工作改革方案》中明确指出：推荐性行业标准重点制定本行业领域的重要产品、工程技术、服务和行业管理标准。

中医药行业标准由国家中医药管理局制定并报国家标准化管理委员会备案。截至目前，我国发布的中医药行业标准《中医病证诊断疗效标准》，包括中医内、外、妇、儿、眼、耳鼻喉、肛肠、皮肤、骨伤各科常见疾病的病证诊断与疗效判断标准，基本信息见表 5–2。

表 5–2　中医药行业标准

序号	标准号	标准名称	发布日期	实施日期	发布机构
1	ZY/T 001.1–94	中医内科病证诊断疗效标准			
2	ZY/T 001.2–94	中医外科病证诊断疗效标准			
3	ZY/T 001.3–94	中医妇科病证诊断疗效标准			
4	ZY/T 001.4–94	中医儿科病证诊断疗效标准			
5	ZY/T 001.5–94	中医眼科病证诊断疗效标准	1994/6/28	1995/1/1	国家中医药管理局
6	ZY/T 001.6–94	中医耳鼻喉科病证诊断疗效标准			
7	ZY/T 001.7–94	中医肛肠科病证诊断疗效标准			
8	ZY/T 001.8–94	中医皮肤科病证诊断疗效标准			
9	ZY/T 001.9–94	中医骨伤科病证诊断疗效标准			

3. 中医药地方标准　为满足地方自然条件、风俗习惯等特殊技术要求，可以制定地方标准。地方标准由省、自治区、直辖市行业主管部门制定并报国家标准化行政主管部门和国务院有关行业行政主管部门备案。

中医药地方标准较多，如河北省质量技术监督局制定了《10 种中药材种子质量标准》，吉林省质量技术监督局制定了《农药在人参上的使用准则》等。

4. 中医药企业标准　企业标准是指企业生产的产品没有国家标准、行业标准和地方标准，由企业制定的作为组织生产依据的相应的企业标准，或在企业内制定适用的严于国家标准、行业标准和地方标准的企业标准。

5. 中医药团体标准　随着国务院《深化标准化工作改革方案》的推出，团体标准日益受到各行各业的高度重视。中医药行业社会团体开展标准制定工作始于

2006年，至今，在国家中医药管理局的指导下，中华中医药学会、中国针灸学会、中国中药协会、中国药膳研究会、中国民族医药学会，均开展了标准制修订工作，现已发布500余项标准。

在《深化标准化工作改革方案》正式提出团体标准以前，国家中医药管理局印发的《中医药标准制定管理办法（试行）》中将学会、协会等中医药行业组织制定的标准称为行业组织标准，中华中医药学会是中医药行业内最早开展行业组织标准制定、发布的社会组织，主要开展了临床各科常见病种中医临床诊疗指南、中医护理、养生保健技术操作规范以及中医古籍文献整理规范等400余项标准的制定，标准代号为ZYYXH；中国针灸学会主要开展了临床常见病种针灸临床实践指南等10余项标准的制定，标准代号为ZJ；中国中药协会主要开展了中药学基本名词术语、道地药材标准、中药机器煎药规范等标准的制定，现已发布标准30多项，标准代号为ZGZYXH；中国药膳研究会主要开展了药膳技术指南的制定，现已发布标准10多项，标准代号为ZGYSYJH；中国民族医药学会主要开展了优势病种民族医药临床技术指南的制定，现已发布标准10多项，标准代号为ZGMZYYXH。

2015年，中国标准化协会成立中医药分会，开展中医药有关标准的制定工作，也是其主要工作内容之一。其标准制定范围侧重于标准制定方法学研究，主要是针对中医药标准中的共性技术内容开展通则类标准的制订。中国标准化协会中医药分会组织起草的标准，标准发布机构为中国标准化协会，标准代号为CAS。

《深化标准化工作改革方案》正式实施后，国家标准化管理委员会为了推动团体标准规范有序发展，组织开展第一批团体标准的试点工作，其中中国标准化协会、中华中医药学会均属于第一批试点单位。此外，国家标准化管理委员会印发了《关于培育和发展团体标准的指导意见》，搭建了全国团体标准信息平台，中华中医药学会、中国针灸学会、中国中药协会、中国民族医药学会、中国中西医结合学会等均在平台上进行了注册。

（二）按法律的约束性分类

按法律的约束性分类，中医药标准可以分为：强制性标准和推荐性标准。

1. 强制性标准　强制性标准是指在一定范围内，国家运用行政的和法律的手段强制实施的标准。我国《标准化法》规定：凡是涉及安全、卫生、健康方面的标准，保证产品技术衔接及互换配套的标准，通用的试验、检验方法标准，国家需要控制的重要产品的产品标准都是强制性标准。

强制性标准是国家技术法规的重要组成。企业和有关部门对涉及生产、经营、服务、管理有关的强制性标准都必须严格执行，任何单位和个人不得擅自更改或降低标准。

中医药强制性标准主要为《中华人民共和国药典》，简称《中国药典》。最新的《中国药典》是2015年版，分一部、二部、三部和四部。药典一部主要涉及中药，包括药材和饮片、植物油脂和提取物、成方制剂和单味制剂等。

2. 推荐性标准　推荐性标准是一种自愿采用的文件，相关各方有选择的自由。现已发布的中医药标准多为推荐性标准。表5–1和表5–2中列出的标准均为推荐性标准。

3. 标准化指导性技术文件　标准化指导性技术文件是为仍处于技术发展过程中的标准化工作提供指南或信息，供科研、设计、生产、使用和管理等有关人员参考使用而制定的标准文件。根据《国家标准化指导性技术文件管理规定》，符合下列情况，需要制定标准化指导性技术文件。

——技术尚在发展中，需要有相应的标准文件引导其发展或具有标准价值，尚不能制定为标准的。

——采用ISO、IEC及其他国际组织的技术报告。

（三）按照标准化对象划分

按标准化对象分类，中医药标准可分为：中医药基础标准、中医药技术标准、中医药管理标准和中医药工作标准。

具体可以参见第三章中医药标准体系表。

二、中医药标准编号

在标准封面中表示标准层次位置的右下方应标示标准的编号。标准的编号由标准的批准或发布部分分配。标准的编号由标准代号、顺序号和年号三部分构成。

中医药国家标准编号与其他国家标准一样，由国家标准化管理委员会编号，中医药行业标准编号由国家中医药管理局编号，中医药团体标准由发布标准的学术团体编号。

（一）中医药国家标准

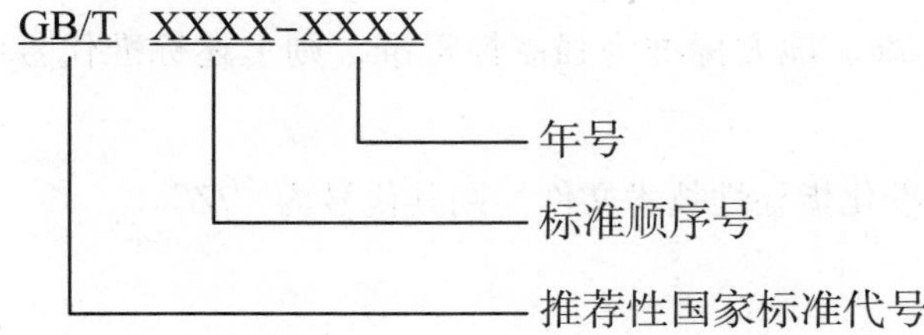

（二）中医药行业标准

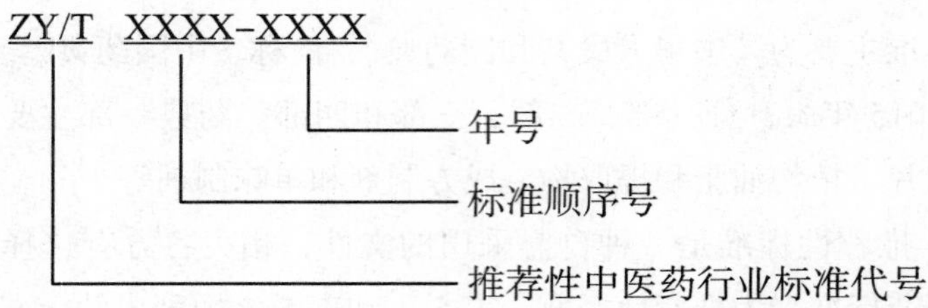

（三）中医药地方标准

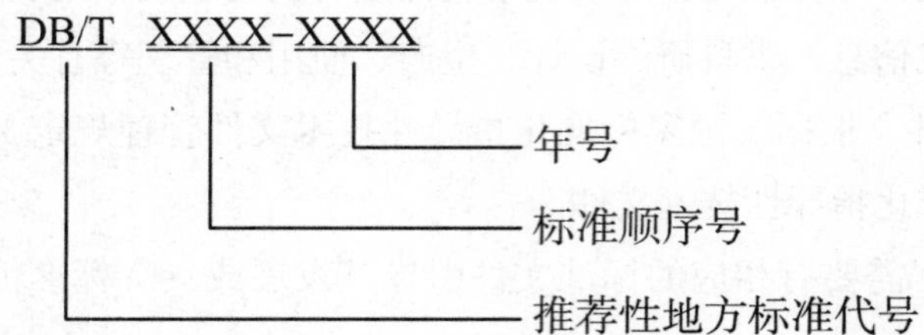

（四）中医药团体标准

按照《关于培育和发展团体标准的指导意见》的规定，团体标准编号依次由团体标准代号（T/）、社会团体代号、团体标准顺序号和年代号组成。

目前已经发布中医药团体标准的机构及其代号见表 5–3。

表 5–3　中医药团体标准的机构及代号

机构名称	代号（全国团体标准信息平台注册）
中华中医药学会	CACM
中国针灸学会	CAAM
中国中药协会	CATCM
中国中西医结合学会	CAIM
中国民族医药学会	CMAM
中国药膳研究会	ZGYSYJH

如果国家标准、行业标准、地方标准为强制性标准，则上述标准代号中的“/T”删去。

如果所起草的文件是标准化指导性技术文件，则其代号为“/Z”。

第二节　中医药标准制定主体及工作程序

每一个起草标准的人员在起草中医药标准之前，都应该明确中医药标准制定的程序。目前，中医药标准主要包括中医药国家标准、中医药行业标准以及中医药团体标准，下面分别进行阐述。

一、工作主体

中医药标准制（修）订程序中的工作主体主要为：国家标准化管理委员会、国家中医药管理局标准化管理部门、国家中医药管理局中医药标准化工作办公室（以下简称标准化工作办公室）、国家中医药管理局中医药标准化专家技术委员会（以下简称局专家技术委员会）、相关全国专业标准化技术委员会（以下简称技术委员会）、工作组。

二、制定标准涉及的代码

《国家标准制定程序的阶段划分及代码》（GB/T 16733-1997）中给出了国家标准制（修）订各阶段成果或涉及材料的代码，见表5-4。

表5-4　国家标准制（修）订涉及的代码

代号	中文名称	代号对应的英文词组
PWI	新工作项目建议	Preliminary Work Item
NP	新工作项目	New Work Item Proposal
WD	标准草案征求意见稿	Working Draft
CD	标准草案送审稿	Committee Draft
DS	标准草案报批稿	Draft Standard
FDS	标准出版稿	Final Draft Standard
FTP	快速程序	Fast-track Procedure

三、涉及的文件

中医药标准编制程序中涉及的文件包括标准、标准草案和工作文件。

标准草案包括以下类型：工作组讨论稿、征求意见稿、送审稿和报批稿等。

工作文件指标准编制过程中形成的除标准草案和标准之外的其他文件，包括项目提案、项目建议书、编制说明、意见汇总处理表等。相关式样见附件 2。

在标准编制过程中，应建立原始文件的分类档案，并归档。

四、中医药标准制定各阶段划分

中医药标准制（修）订程序的阶段划分应符合 GB/T 16733–1997 的规定，分为预阶段、立项阶段、起草阶段、征求意见阶段、审查阶段、批准阶段、出版阶段、复审阶段和废止阶段。

标准制定程序分为 A、B、C 三类。A 类为常规程序。B 类和 C 类为快速程序（FTP），FTP 适用于已有成熟标准建议稿的项目，FTP 可在常规程序的基础上省略部分阶段工作。

B 类程序是省略起草工作组讨论稿，将标准建议稿作为工作组讨论稿的最终稿报送技术委员会。

C 类程序是省略起草工作组讨论稿和征求意见稿，将标准建议稿作为征求意见稿的最终稿报送技术委员会。

拟采用 C 程序的项目，应在提交项目提案和报送项目建议书时将“采用 C 程序的论证报告”作为附件一起提交。报告中详细论证可省略起草工作组讨论稿和征求意见稿的原因和可行性。

五、中医药国家标准、行业标准制定程序

中医药国家标准、行业标准的制定程序基本一致。区别在于立项和批准阶段的部门不同，中医药国家标准的立项和批准由国家标准化管理委员会确定，中医药行业标准由国家中医药管理局做出是否立项和发布的决定，发布标准后，报国家标准化管理委员会备案。

根据《中医药标准制定管理办法（试行）》以及正在修订的 GB/T1.2 标准制定程序（送审稿），结合中医药标准化工作实际，下面简要介绍一下中医药行业标准制定各阶段的工作内容、工作程序以及涉及的文件及要求：

（一）预阶段

目前，在中医药标准化工作的实际操作中，本阶段往往被忽略，然而，此项工作对于评估标准的必要性、可行性等方面都具有重要意义，应该引起重视。

1. 工作内容　对提案人提交的项目提案进行评估。

2. 工作程序

（1）提交项目提案：提案人按照项目提案文件撰写的要求，撰写项目提案，提交相应的技术委员会，如没有相应的技术委员会，则提交至标准化工作办公室。

（2）评估项目提案：技术委员会组织专家对项目提案进行评估，做出是否同意根据项目提案形成标准项目建议书的决定。

（3）撰写项目建议书。

3. 涉及文件及要求

（1）项目提案：应包含以下内容：

——标准的名称；

——标准的范围；

——标准的类别；

——标准主要起草单位；

——制定标准的目的；

——制定标准可能带来的经济效益和社会效益；

——比较和分析国际标准组织，以及其他国家在该技术范围内的标准化活动；

——可行性分析，宜说明现有技术条件下能实现标准化目标的可能性；

——成本预算；

——项目周期预测，预测拟提案项目的制定时间，给出是否采用快速程序的建议；

——与现有文件的关系分析，包括与现行标准的关系、与相关法律法规和强制性标准的关系、与专利的关系等；

——附件：标准建议稿或标准大纲等文件。标准建议稿应具有较完整的标准结构，包括章条标题和规范性要素的技术内容。标准大纲应给出标准的名称和基本结构，列出主要章、条的标题，并对所涵盖的技术内容进行说明。

（2）项目建议书：式样见附录二图 A.1。应附有标准建议稿或标准大纲。

（二）立项阶段

1. 工作内容　对报送的项目建议书进行审批，时间周期不超过 3 个月。

2. 工作程序

（1）提交项目建议书。技术委员会将项目建议书报送至标准化工作办公室，汇总后统一提交国家中医药管理局标准化管理部门。

（2）评审确定。国家中医药管理局标准化管理部门提交中医药标准化专家技术委员会审议后，做出是否批准项目立项的决定，下达标准制修订项目计划。

3. 涉及文件

（1）立项阶段涉及的主要文件为项目建议书。

（2）立项阶段进入起草阶段的标志性文件是标准制修订项目计划。

（三）起草阶段

1. 工作内容　成立工作组，并由工作组研究、起草、完成工作组讨论稿，时间周期不超过 10 个月。

2. 工作程序

（1）成立工作组，由标准所属专业具有优势的单位及专家组成，还可包括熟悉标准编写规则的标准化专业人员、标准发布后的使用者等。

（2）起草工作组讨论稿，并在广泛调研、深入分析研究和试验验证的基础上，广泛征求医疗、科研、教育、企业等有关组织机构以及专家学者的意见。

（3）形成工作组讨论稿的最终稿，做出进入征求意见阶段或终止项目的建议。

（4）技术委员会在工作组申请的基础上，做出决定。

3. 涉及文件

（1）起草阶段的标准草案为工作组讨论稿，用于在工作组范围内进行技术讨论。

（2）由工作组向技术委员会报送的相关文件包括：

——征求意见稿申报表。

——工作组讨论稿的最终稿。

——编制说明。

——拟征求意见的单位和专家名单。

——国际标准原文，用于以国际标准为基础制定标准的项目。

——国际标准译文，用于以国际标准为基础制定标准，且一致性程度为修改的项目。

4. 文件要求

（1）征求意见稿申报表：应由工作组填写，式样见附录二图 A.2

（2）编制说明：起草阶段完成的编制说明应包括以下内容：

——任务来源、计划编号和其他基本情况。

——工作组简况，包括工作组成立及其成员情况。

——起草阶段的主要工作内容，包括重要工作组会议的主要议题和结论等。

——标准编制的原则。

——技术内容的确定方法与依据。

——重大分歧意见的处理经过和依据。

——其他应予说明的事项，例如与其他文件的关系，涉及专利的处理等。

编制说明可包括主要试验、验证技术报告和调查分析报告等附件。

（3）拟征求意见的单位和专家名单：应包含专家姓名、工作单位、专业、电话、电子邮箱等信息。

（四）征求意见阶段

1. 工作内容 向技术委员会及相关专家征求对征求意见稿的意见，时间周期不超过 5 个月。

2. 工作程序

（1）技术委员会采用信函的方式，征求本技术委员会全体委员、中医药管理部门、医疗、科研、教育、企业等有关组织机构以及专家学者的意见。

（2）技术委员会将反馈的专家意见，转送至工作组，工作组汇总、处理收到的反馈意见，并填写意见汇总处理表。

（3）工作组将根据信函反馈意见修改后的征求意见稿、编制说明、意见汇总处理表、联系人及联系方式，提交技术委员会，挂在有关网站上进行意见征求，期限不少于两个月。

（4）在网上征求意见日期截止后，工作组修改、完善征求意见稿、意见汇总处理表，形成征求意见稿最终稿。同时，提出进入审查阶段、返回起草阶段建议终止项目的申请。

（5）技术委员会应在工作组申请的基础上，做出决定。

3. 涉及文件

（1）征求意见阶段的标准草案为征求意见稿，用于征求意见。

（2）信函征求意见时，由技术委员会分发的文件包括：

——技术委员会关于标准征求意见的通知。

——征求意见稿。

——编制说明。

——征求意见反馈表，见附录二图 A.3，供被征求意见人员填写反馈意见；

——国际标准原文，用于以国际标准为基础制定标准的项目。

——国际标准译文，用于以国际标准为基础制定标准，且一致性程度为修改的项目。

（3）意见汇总处理表，见附录二图 A.4。

（五）审查阶段

1. 工作内容 对送审稿进行审查，提出审查意见和结论，时间周期不超过 5 个月。

2. 工作程序

（1）工作组将送审稿等文件提交中医药标准化工作办公室，中医药标准化工作办公室审核后交技术委员会审查。

（2）技术委员会根据情况，决定会议审查或信函审查，并在会议审查召开日期或信函审查截止日期一个月前，将送审材料分发给本技术委员会全体委员进行审查，必要时可邀请相关专家参加。

（3）信函审查时，填写送审稿函审结论表，并将委员意见反馈给工作组，工作组汇总、处理收到的反馈意见，并填写意见汇总处理表。会议审查时，技术委员会要向审查人员发放审查单（参考附录二图 A.5 式样），采用书面形式投票表决，如实撰写会议纪要。

（4）在审查阶段，技术委员会应做出进入报批阶段、返回征求意见阶段、重复目前阶段、建议终止项目的决定。

3. 涉及文件及要求

（1）审查阶段的标准草案为送审稿，用于技术委员会委员进行审查。送审稿与征求意见稿中规范性技术要素的差异，应与“意见汇总处理表”中所反映的意见和处理结果一致。

（2）由工作组提交给中医药标准化工作办公室审查的材料包括：

——送审稿。

——编制说明，应在起草阶段编制说明的基础上，增加征求意见阶段的主要工作内容及重大技术修改意见的处理情况。

——征求意见的单位和专家名单。

——意见汇总处理表。

——国际标准原文，用于以国际标准为基础制定标准的项目。

——国际标准译文，用于以国际标准为基础制定标准，且一致性程度为修改的项目。

（3）技术委员会分发给委员以供审查的文件包括：

——技术委员会关于审查标准的通知，用于技术委员会向委员告知审查标准事宜。

——送审稿。

——编制说明。

——意见汇总处理表。

——标准送审稿函审单，见附录二图 A.5，用于信函审查时的标准制定项目，反映投票情况、提出意见。

——国际标准原文，用于以国际标准为基础制定标准的项目。

——国际标准译文，用于以国际标准为基础制定标准，且一致性程度为修改的项目。

（4）信函审查过程中形成的文件包括：

——送审稿审查结论表，由技术委员会根据审查结果填写，式样见附录二图 A.7。

——函审意见汇总处理表，由工作组填写。可参考附录二图 A.4 式样，根据具体情况进行相应的调整。

（5）会议审查过程中形成的文件包括：

——审查会议纪要。应如实反映审查会议的情况，包括会议议程、审查结论和修改意见等内容，并由技术委员会主任委员或副主任委员签字。

——审查结论表。式样见附录二图 A.7。应附有会议审查意见汇总表作为附件。汇总表格式见附录二图 A.6。

（六）批准阶段

1. 工作内容　国家中医药管理局标准主管部门对报批稿进行审核，时间周期不超过 4 个月。

2. 工作程序

（1）工作组将报批材料，报送中医药标准化工作办公室。

（2）标准化工作办公室对报批材料进行形式审核，符合要求的，报送国家中医药管理局标准化管理部门。

（3）国家中医药管理局标准化管理部门提交中医药标准化专家技术委员会审核后，做出进入出版阶段、返回征求意见或审查阶段或终止项目的决定。

3. 涉及文件及要求

（1）批准阶段的标准草案为报批稿，用于国家中医药管理局的批准工作。

（2）报批材料包括：

——标准报批公文。

——中医药行业标准申报单4份，格式见附录二图A.8。

——报批稿4份，与送审稿中规范性技术要素的差异，应与审查会议纪要或函审意见汇总处理表中所反映的问题和处理情况相一致。

——标准编制说明及有关附件4份，应在上一版本的基础上增加审查阶段的主要工作内容和重大技术修改意见的处理情况。

——审查会议纪要和会议代表名单，或者函审单4份。

——审查结论表4份。

——意见汇总处理表4份。

——函审意见汇总处理表4份，用于采用信函审查的标准制定项目，反映信函审查时的意见和处理结果。

——所采用国际标准或国外先进标准的原文和译文1份。

——标准报批稿和编制说明的电子文本。

（3）标准批准发布公告。

（七）出版阶段

出版单位对中医药行业标准进行编辑性修改，时间周期不超过3个月。正式出版的标准应符合GB/T 1.1–2009的规定。

（八）复审阶段

1. 工作内容 对贯彻实施达五年的标准或实施虽未达五年但已发现不能适应需要的标准，开展复审工作，做出复审结论。

2. 工作程序

（1）技术委员会应对贯彻实施达五年的标准及实施虽未达五年但已发现不能

适应需要的标准进行分类整理，并集中收集这些标准在贯彻实施过程中所发现的问题，以及有关标准技术情况综合汇总成复审说明。

（2）技术委员会根据情况，决定会议审查或信函审查，并在会议审查召开日期或信函审查截止日期一个月前将送审材料分发给本技术委员会全体委员和原起草单位进行审查。

（3）技术委员会秘书处根据标准审查意见，提出确认（继续有效）、修改（通过技术勘误表或修改单）、修订（提交一个新工作项目建议，列入工作计划）或废止的复审结论建议，撰写复审结论建议报告，报送至中医药标准化工作办公室。

（4）中医药标准化工作办公室组织中医药标准化专家技术委员会开展审核工作，撰写审核报告，报送国家中医药管理局标准化管理部门。

（5）国家中医药管理局标准化管理部门做出确认、修改、修订或废止标准的决定。

3. 涉及的文件及要求

（1）技术委员会分发给委员和起草单位以供审查的文件包括：

——技术委员会关于复审标准的通知，用于技术委员会向委员告知标准复审事宜。

——符合复审条件的标准项目清单。

——标准复审函审单，参照附录二图 A.5 制定，用于信函审查。

——复审说明。

（2）复审结论建议报告，应包括以下内容：

——复审阶段的工作简况。

——复审过程中提出的建议或意见的处理情况。

——复审结论。

（3）技术委员会报送至中医药标准化工作办公室审核的文件包括：

——复审结论建议。

——复审委员名单。

——标准复审意见汇总表。

（九）废止阶段

对于经复审确定为无存在必要的标准，国家中医药管理局标准化管理部门发布废止公告。

六、中医药团体标准制定程序

中医药团体标准的制定程序由各社会团体自行制定，按照《中医药标准制定管理办法（试行）》的有关规定：中医药行业组织标准由全国性中医药行业组织发布，报国家中医药管理局备案。

第六章 中医药标准实施与评价

标准应以科学、技术和经验的综合成果为基础，以促进最佳社会效益为目的。在当今国际经济和技术竞争日益激烈的时代，标准正在超越自身的内涵，成为世界各国促进贸易发展、保护民族产业、规范市场秩序、推动技术进步和实施高新技术产业化的重要手段。

通过评价标准的内涵和外延，评估标准的内在质量和外部适用性，为标准制（修）订和标准体系建设提供依据，使标准适应国际竞争要求，满足实际应用需要，具有重要意义。

标准的内在质量与不同行业、不同的范围目的关系密切，差异性较大，需要结合行业需求和目的选择合适的评价工具进行评价。标准适用性是指一个标准在特定条件下适合于规定用途的能力。对于指南的外部适用性，虽然不同行业有更细化的评价标准，但对于标准整体评价有通用的原则和方法。

第一节　标准评价指标体系的构建

评价指标体系是指由一系列反映被评价对象目标的、相互联系的指标构成的有机整体。它反映了被评价对象在实现目标的过程中各个方面的相互依存关系，是开展评价工作的出发点和依据，目前标准评价指标体系的构建主要是围绕标准的适用性开展。

一、标准适用性评价指标体系框架

根据评价指标体系的构建原则，建立标准适用性评价指标体系。重点考察指标包括：标准的技术水平、与相关标准的协调配套性、结构内容的合理性、应用程度及作用等（图 6–1）。

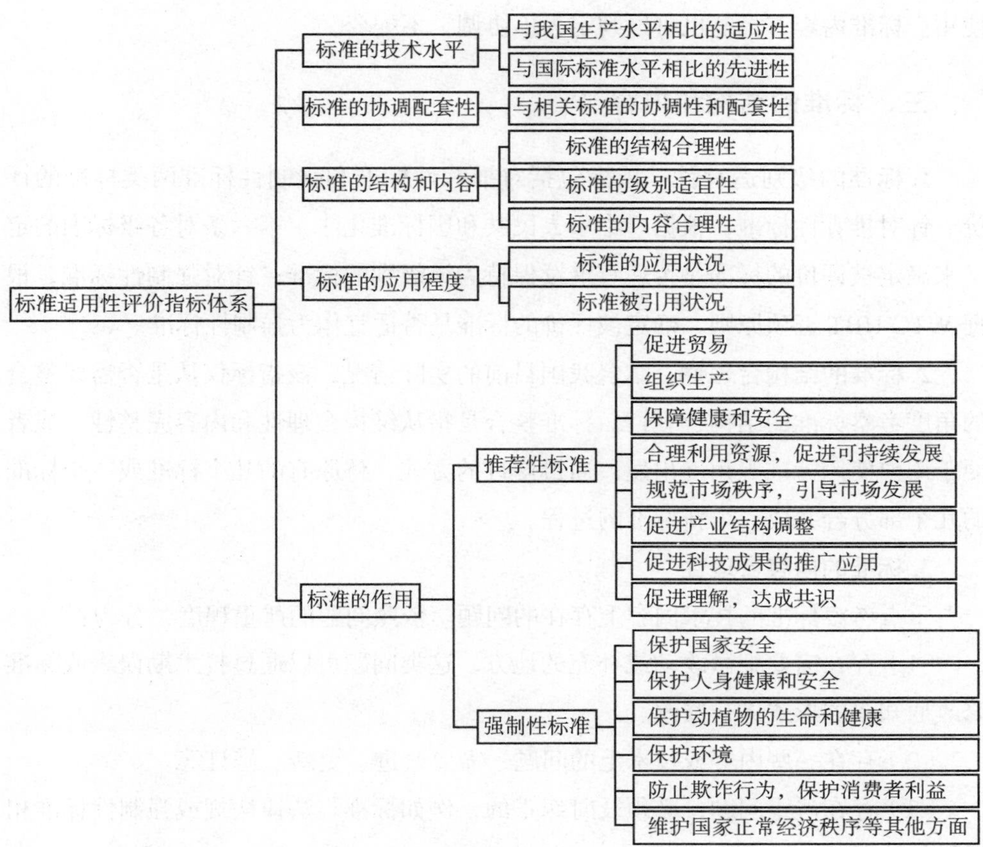

图 6–1　标准适用性评价指标体系框架

二、标准适用性评价内容

1. 标准的技术水平

（1）与我国生产水平相比的适应性：考察标准所规定的技术水平与当前我国在该领域的主流或平均的研究水平、设计水平、工艺水平、生产水平、管理水平等相比是否适应。

（2）与国际标准水平相比的先进性：考察标准的整体技术水平与国际标准水平相比是否先进。

2. 标准的协调配套性　主要考察待评价标准与相关标准的协调性和配套性。相关标准指与被评价的标准密切关联的其他标准，如针对同一标准化对象的方法标准、安全标准、产品标准等。协调性指被评价的标准与相关标准在主要内容上的相互协调、没有矛盾；配套性指被评价的标准与相关标准互相关联，能够配套使用。标准内容有重复也可以判定为不协调、不配套。

三、标准的结构和内容

1. 标准的级别适宜性 指标包括对推荐性标准和强制性标准两类标准的评价。针对推荐性标准，根据《中华人民共和国标准化法》第六条对各级标准的定义来确定被评价的标准是否适宜继续保持为该级别的标准；针对强制性标准，根据 WTO HBT 五项原则，确定被评价的标准是否适宜作为强制性标准。

2. 标准的结构合理性 结合我国目前的实际情况，该指标仅从是否需要整合的角度考察标准的结构合理性。标准整合是指从结构合理性和内容完整性，或者便于用户使用标准等角度出发，通过修订的方式，将原有的几个标准或一个标准的几个部分合并成一个新标准的过程。

3. 标准的内容合理性

重点考察标准的技术内容上存在的问题。依照问题的严重程度，分为：

（1）存在需要细微改动或补充的地方，这类问题可以通过技术勘误表或标准修改通知单的形式进行修改。

（2）存在一些内容或技术上的问题，需要改进、更新、修订等。

（3）存在严重问题，必须及时纠正的，例如标准与法律法规或强制性标准相抵触的情况。

四、标准的应用程度

1. 标准的应用状况

指标主要考察标准当前是否被用户所使用以及被多大比率的用户所使用。

2. 标准被引用状况 主要考察标准是否被法规和政府文件所引用，从而形成了事实上的技术法规；或者标准是否被其他标准所引用。该指标要从引用次数和程度两个方面进行评价。

五、标准的作用

评判标准的作用时，应首先从标准当前所起的作用来考察，而不是标准从前或曾经起到的作用；其次，应考察标准实际起到的作用，而不是标准应该起到的作用。

1. 促进贸易 标准在贸易活动中所起到的作用主要体现在标准打破贸易壁

垒，直接降低贸易成本，推动了贸易的发展，或者标准在贸易仲裁中起到的作用等。

2. 组织生产　主要从依据标准进行生产的企业由此获得的经济效益和社会效益如何来考察，而不能只看企业是否依据该标准进行生产。此处的“生产”不局限于有形产品的生产，服务行业和管理部门的活动也可以看作生产活动。

3. 保障健康和安全　主要考察标准在保障健康和安全方面所起到的作用。

4. 合理利用资源，促进可持续发展　主要考察标准在合理利用资源、促进社会可持续发展方面所起到的作用。资源包括社会资源和自然资源。

5. 规范市场秩序，引导市场发展　主要考察通过标准的实施，在规范我国市场秩序和引导市场发展方面起到的作用。

6. 促进产业结构调整　主要指借助标准中先进的信息技术、生物工程等高新技术对传统产业进行改造、转型和升级，提升产业的发展水平，淘汰落后产业和高能耗产业，优化产业总体结构，提高国民经济的质量和效率。

7. 促进科技成果的推广应用　主要指标准在科技成果转化为现实生产力的过程中起到的桥梁和纽带作用。

8. 促进理解，达成共识　考察基础性标准在国民经济和社会发展中起到的基础性作用，或者在一定范围内作为其他标准的基础被普遍使用，具有广泛的指导意义。

六、强制性标准的作用评价

1. 保护国家安全　主要考察标准在保护国家安全方面所起到的作用。

2. 保护人身健康和安全　主要考察标准在保护人身健康和安全方面所起到的作用。

3. 保护动植物的生命和健康　主要考察标准在保护动植物生命和健康方面所起到的作用。

4. 保护环境　指标主要考察标准在保护环境方面所起到的作用。

5. 防止欺诈行为，保护消费者利益　指标主要考察标准在防止欺诈行为、保护消费者利益方面所起到的作用。

6. 维护国家正常经济秩序等其他方面　指标主要考察标准在除了上述五个目标之外，在维护我国正常的经济秩序等方面所起到的作用。

第二节　中医临床诊疗指南评价的内容和方法

针对临床诊疗指南，国际上虽然已经开发了多种评价工具，主要是围绕指南的适用性进行评价，但还存在许多不足之处，如评价方法的科学性、评价工具的适用性、应用性评价病例数评估方法、评价程序和机制等，都需要在不断实践和研究中，进一步细化和研发。尤其是中医学的独特特点，更需要有适合中医诊疗指南评价的工具。2012 年起，在国家财政部公共卫生专项资金经费支持下，国家中医药管理局组织在全国 42 家中医药标准研究推广基地（试点）建设单位（以下简称基地单位）开展中医临床诊疗指南应用评价项目，由全国中医临床专家、标准化专家、统计学专家等多学科专家组成的团队，通过反复研究论证，形成项目实施方案。通过医生问卷调查评价中华中医药学会发布的中医临床各科常见病诊疗指南的适用性，初步形成了基于临床医生主观判断的中医诊疗指南适用性评价方法。

由于中医学具有自身特点，单纯的适用性评价客观性不足，临床指南的实际应用效果是中医诊疗指南评价的重点内容。针对需求，在建立指南适用性评价实施方案的同时，研究制订中医诊疗指南应用性评价实施方案，通过临床病例观察评价中华中医药学会发布的中医临床各科常见病诊疗指南的临床符合度和应用效果，初步形成了基于临床实践的中医诊疗指南应用性评价方法。

一、适用性评价

1. 调查目的　了解中医临床诊疗指南的技术水平、协调配套性、结构和内容、应用程度和作用。

2. 调查方法　采用调查问卷方法。由临床医生独立填写《中医临床诊疗指南适用性调查问卷》。调查内容第一部分为基本信息；第二部分为指南质量与水平；第三部分为指南应用情况；第四部分为综合评价；第五部分为意见建议。评分尺度按四级评分标准进行打分，每个条目按“很差、一般、好、很好”给予 1～4 分计分。分值的大小表明了每一条目达到要求的程度，39% 以下为 1 分，40%～59% 为 2 分，60%～79% 为 3 分，80% 以上为“4 分”。

3. 调查对象

按专业分类、分层调查。每个指南至少调查以下人员：

——主任医师、副主任医师共 4 名以上。

——主治医师、住院医师共 6 名以上。

4. 工作步骤

（1）填写调查问卷：基地建设单位安排专人担任调查员，负责组织向调查对象发放调查问卷，指导调查问卷的填写，并统一回收调查问卷。

（2）数据资料上报：调查员负责将收集汇总的调查问卷、工作报告的电子数据通过国家中医药管理局指定的网络信息系统整理上报，同时将纸质文件报省级中医药管理部门审核后，上报到中医药标准化工作办公室（以下简称标办）。

（3）综合评价：标办进行数据整理和分析，对指南使用情况、存在问题、修改建议等方面进行综合评价，提出评价报告。

5. 适用性评价内容　指南适用性评价包括被调查医生对指南熟悉和使用情况、指南质量水平、应用情况、综合评价等内容。

（1）指南熟悉和使用情况：全面分析被调查医生对中医诊疗指南的熟悉程度和使用情况。按照整体情况、不同学科领域、不同职称、不同基地等分类进行统计分析。

【应用举例】

分析 2012 年度指南评价整体情况，医生对指南的熟悉和使用情况，其中熟悉指南的医生为 3847 人，占 85.56%；使用指南的医生为 2265 人，占 50.39%（图 6–2）。

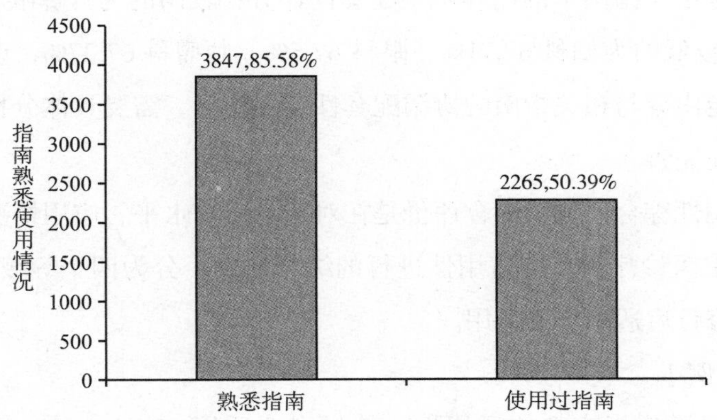

图 6–2　2012 年度适用性评价 – 整体 – 指南熟悉和使用情况

（2）指南质量水平情况：指南的质量水平评价主要包括条目4～11，综合评价中医诊疗指南的适用范围、使用的术语、诊断要点、辨证分类、治则治法、组方用药、其他治法、调摄与预防等方面内容。并按照整体情况、不同学科领域、不同指南进行统计分析。

【应用举例】

中医诊疗指南整体质量水平情况结果。

指南诊断要点评价：很明确1791人（占39.82%）、比较明确2243人（占49.87%）、一般440人（占9.78%）、不明确的24人（占0.53%）。整体评价指南质量水平的诊断要点，“比较明确”以上的选择人数占89.69%，说明中医诊疗指南整体评价，在诊断方面比较明确。

根据不同条目的得分情况，可以判断医生对相应内容的认可程度。针对不同分类，能够更详细了解学科领域、单一指南等的质量水平。

（3）指南应用情况：指南的应用情况评价主要包括条目12～20，综合评价中医诊疗指南与相关标准（指南）的内容协调配套性、内容与结构的合理性及完整性；与本单位（个人）诊疗方案水平、与其他相关诊疗方案（或研究成果）水平比较；疗效、安全性、经济性等方面内容，评价指南的实际应用价值。

【应用举例】

不同学科领域应用情况。

按照不同学科领域分类指南，糖尿病科、儿科、耳鼻喉科、妇科、肛肠科、内科（西医疾病）、内科（中医病证）、皮肤科、外科、眼科、肿瘤科各学科领域指南与相关标准（指南）的内容协调配套性评分：较高的为耳鼻喉科94.7%、儿科92.41%；较低的为妇科67.71%、眼科67.5%、肿瘤科67.27%，说明了不同学科领域的制定内容与相关指南的协调配套性存在差异，需要具体分析差异性，进行修订，补充完善。

（4）适用性综合评价：综合评价是在对指南质量水平、应用情况等条目评价基础上，对中医诊疗指南的适用性进行的综合评价。分为四个等级：完全适用、基本适用、修订后适用、不适用。

【应用举例】

评价中医诊疗指南整体适用性，选择完全适用839人（占18.81%），基本适用2714人（占60.84%），修订后适用858人（占19.23%），不适用50人（占

1.12%）（图 6–3）。

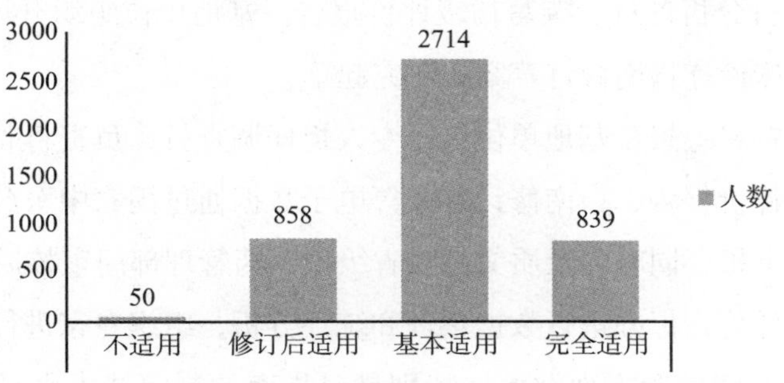

图 6–3　适用性综合评价整体情况

评价中医诊疗指南的适用性，基本适用以上的约达到 80%，修订后适用约占 19%。说明指南总体适用，临床医师对于指南内容绝大部分接受，不完全符合的内容通过修订，补充完善，可以适用于临床实践的需求。

二、应用性评价

1. 评价目的　了解中医临床诊疗指南在临床实践中实际应用的情况与效果。

2. 评价方法　采用病例调查分析方法。按指南病种开展病例观察，由主管医生填写《中医临床诊疗指南应用评价病例调查表》，分别由基地单位和标办对指南的临床应用情况进行初级评价和综合评价。病例观察内容包括四个部分。第一部分为指南临床应用符合度评价，包括中医诊断、西医诊断、证候分类、治则治法、方药、其他治法、调摄预防等内容；第二部分为应用效果评价，包括治疗效果、安全性、经济性方面内容；第三部分为综合评价，包括对指南的指南总体疗效与技术水平、满意度、在临床实践中的适用性等评价内容；第四部分为修订建议来源等内容。

3. 病例要求　每个评价单位符合被评价指南疾病诊断的住院病例。根据不同病种，确定收集病例时间，一般为 3～6 个月。评价数量：每家医院 60 例以上，采用合作评价的方式，5 家以上不同地区医院同时开展评价。如无住院病例，可研究门诊病例，并保障病例数据的可溯源性。

4. 工作步骤

（1）临床观察：基地单位承担评价任务的科室组织主管医生，结合住院病例从诊断、治疗等方面与指南进行比较，填写病例调查表。

（2）初级评价：基地单位承担评价任务的科室依据病例调查表，对指南的临床应用情况进行分析评价，撰写初级评价报告。基地单位组织开展牵头负责的2个病种中医临床诊疗指南修订草案的研究起草。

（3）数据资料上报：基地单位安排专人担任调查员，负责将收集汇总的病例调查表、初级评价报告、指南修订草案等电子数据通过国家中医药管理局指定的网络信息系统上报，同时将纸质文件报省级中医药管理部门审核后，上报标办。

（4）综合评价：标办进行数据整理和统计分析，组织专家进行指南的应用效果、安全性、经济性等方面评价，特别是对指南的制定技术水平、推广应用价值、修订完善的内容等进行综合评价。

5. 应用性评价内容

应用性评价是通过临床病例观察，对比指南应用情况，获得的基于临床实践的研究结果。根据项目实施方案设计，主要分为指南应用符合度、应用效果评价、应用性综合评价及关联分析等方面。还可以按照整体情况、各学科领域、单病种指南等不同分类，分层进行指南的应用性评价。

（1）应用符合度：通过比较中医诊断、西医诊断、证候分类、治则治法、方药、其他治法、调摄预防等方面与指南的符合程度，判断指南应用符合度。

符合程度按照4级标准分级，分别为完全符合、基本符合、一般、不符合。为方便分析，可以将完全符合与基本符合的病例合并为总体的符合率。

【应用举例】

《糖尿病中医防治指南》临床应用评价符合度情况统计结果显示：中医诊断、西医诊断符合率分别为91.86%、94.53%。证候分类、治则治法、方药符合率为82.16%、83.24%、71.81%，其他治法、调摄预防的符合率为74.16%、62.69%。

糖尿病中医防治指南的诊断符合率高于其他临床应用，与指南整体应用的诊断符合率结果相近，但西医诊断符合率高于中医诊断符合率，说明糖尿病指南西医诊断的认可度更高。

证候分类、治则治法、方药符合率与整体水平趋势一致，证候分类、治则治法符合率相近，三者中方药符合率最低。其他治法、调摄预防的符合率较低，说明糖尿病防治指南需进一步修订完善，提高临床应用符合率。

（2）应用效果评价：应用性评价的效果评价主要包括疗效、安全性、经济性。

①疗效：疗效按照 4 级标准评分，分别为痊愈、显效、好转、未愈。

【应用举例】

整体分析 2012 年度评价的中医诊疗指南的疗效，痊愈 5915 例，占 20.93%，显效 14123 例，占 49.97%（图 6–4）。

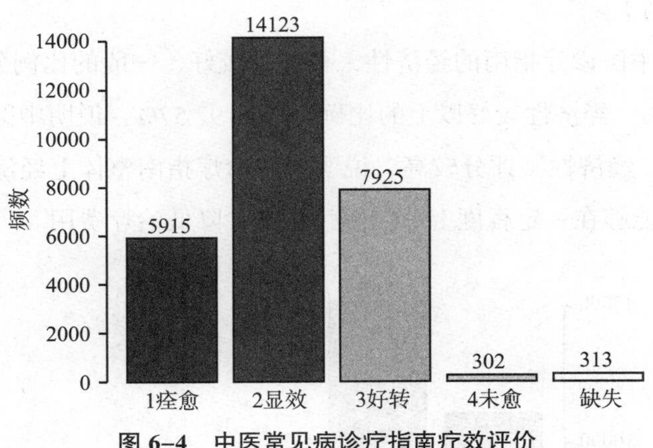

图 6–4　中医常见病诊疗指南疗效评价

临床应用效果评价结果说明，中医诊疗指南具有良好的临床疗效。

②安全性：安全性评价按照 4 级标准评分，分别为很好、较好、一般、差。

【应用举例】

整体分析中医诊疗指南的安全性，很好 15182 例，占 53.55%，较好 12555 例，44.29%，累计占 97.84%。一般 607 例，占 2.14%，差 5 例，占 0.02%（图 6–5）。

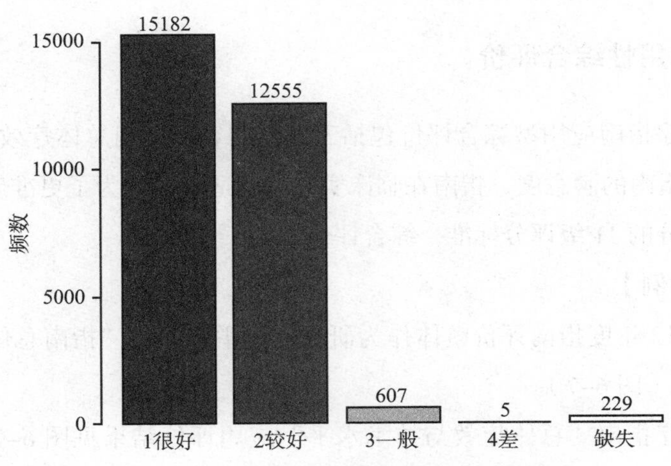

图 6–5　中医常见病诊疗指南安全性评价

临床应用安全性评价结果说明，中医诊疗指南具有良好的临床安全性，各学科领域指南“安全性”评分均在95%以上，是所有评分中最高的一项内容，说明中医诊疗指南都具有较好的安全性。

③经济性：经济性评价按照4级标准评分，分别为很好、较好、一般、差。

【应用举例】

整体分析中医诊疗指南的经济性，很好、较好、一般的比例分别为39.24%、53.33%、7.33%。经济性较好以上的比例累计为92.57%，说明中医治疗经济性较好（图6–6）。“经济性”评分较高，说明中医诊疗指南整体上经济性较好，在医疗服务实践中能够在一定程度上节约医疗开支，降低治疗费用。

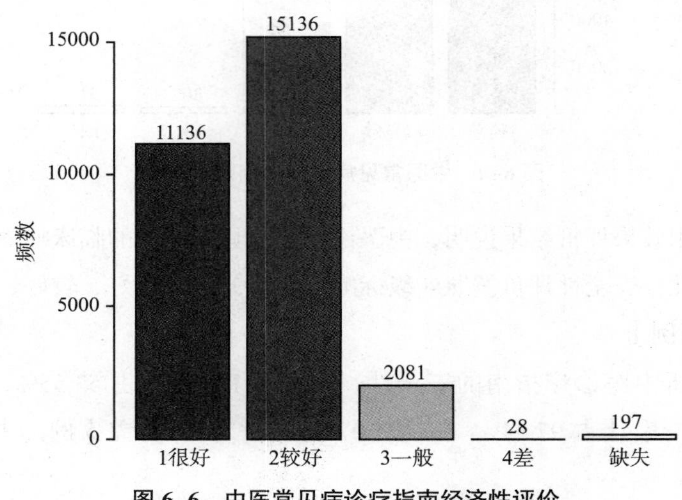

图6–6　中医常见病诊疗指南经济性评价

三、应用性综合评价

中医诊疗指南应用型综合评价包括三方面内容：指南总体疗效与技术水平、临床医生对指南的满意度、指南在临床实践中的适用性。为了更准确地评估，采用了0～10分的11级评分标准，综合评价指南。

【应用举例】

仅以2012年度指南评价整体作为研究对象举例说明“指南总体疗效与技术水平”评价。（图6–7）。

中医诊疗指南“总体疗效与技术水平”应用评价结果见图6–7：评价为10分的比例为10.9%，8分以上累计占74.85%，6分以上累计占96.07%，说明中医

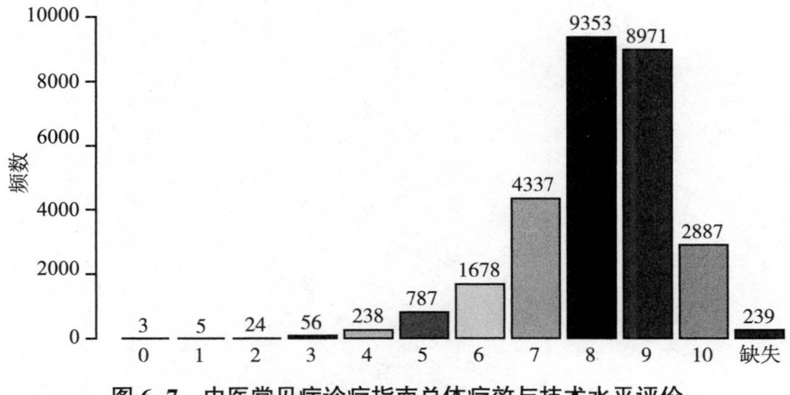

图 6–7　中医常见病诊疗指南总体疗效与技术水平评价

诊疗指南整体疗效和技术水平较好。

通过指南应用性综合评价结果分析，综合评估指南的实际应用情况。可以根据整体情况、不同学科领域、单病种指南等不同分类方式，分别进行指南应用性评价。

第七章
中医药国际标准化简介

第一节　国际标准组织介绍

一、国际标准化组织

（一）概况

1. 成立背景　国际标准化组织（International Organization for Standardization，ISO）是由各国标准化团体组成的世界性的联合会，其前身是国际标准化协会（ISA）和联合国标准协调委员会（UNSCC）。ISO来源于希腊语“ISOS”，即“Equal”——平等之意。ISO是非政府性的国际组织，不属于联合国，但它是联合国社会理事会综合性咨询机构，与联合国的许多组织和专业机构，如欧洲经济委员会、教科文组织、国际劳工组织等保持密切联系。

1946年10月14日～26日，来自中国、美国、法国、英国等25个国家的65位代表于英国伦敦讨论决定成立ISO。1947年2月23日，ISO正式宣告成立，总部设在瑞士日内瓦。参加伦敦会议的25个国家成为ISO的创始成员国。

2. 宗旨和任务　ISO的宗旨是:“在世界上促进标准化及其相关活动的发展，以便于商品和服务的国际交换，在智力、科学、技术和经济领域开展合作。”

ISO的主要任务是：制定、发布和推广国际标准；协调世界范围内的标准化工作；组织各成员国和技术委员会进行信息交流；与其他国际组织共同研究有关标准化问题。

3. 成员　ISO章程规定，一个国家只能有一个具有广泛代表性的国家标准化机构参加ISO。根据各国参与ISO活跃程度的不同，成员分为三类：全权成员（或成员体）[full members（or member bodies）]、通信成员（correspondent members）、注册成员（subscriber members）。全权成员能够参加ISO各项活动，并具有投票权；通信成员通常是没有完全开展标准化活动的国家，没有投票权，但可以作为观察员参加ISO技术和政策会议；注册成员来自尚未建立国家标准化机构、经济不发达的国家，可跟踪ISO活动，但不能参加，也不能在本国销售、采用ISO标准。截至2016年8月，ISO共有163个成员，包括119个全权成员，40个通信成员，以及4个注册成员。三类成员的主要权利见表7–1。

表 7-1　ISO 成员权利表

权利	全权成员	通信成员	注册成员
参与制定国际标准	√	√	√
参与制定政策	√	√	
销售 ISO 标准和出版物，采用版权和 ISO 名称和图标	√	√	
参与管理 ISO	√		

（二）ISO 标准及其在经济贸易中的重要作用

ISO 是目前世界上最大、最权威的国际标准化专门机构，与 IEC、ITU 相互协调，共同构成世界范围内国际标准化工作的核心，是开展国际标准化活动的最主要的机构之一。ISO 标准按类型可分为：通用、基础和科学标准；卫生、安全和环境标准；工程技术标准；电子、信息技术和电信标准；货物的运输和分配标准；农业和食品技术标准；材料技术标准；建筑标准；特种技术标准。目前，ISO 已制定、发布的国际标准涉及各个领域，是促进国际贸易发展的助推器，避免国际贸易纷争的润滑剂，维护自身经济利益的保护伞，保证公平解决纠纷的平衡仪，在世界经济贸易中发挥着重要作用。

（三）组织机构

1. ISO 的管理机构　主要有：全体大会、理事会、技术管理局和中央秘书处。全体大会是 ISO 的最高管理层，理事会是决策层，技术管理局和中央秘书处是执行层，各机构间的相互关系见图 7-1。

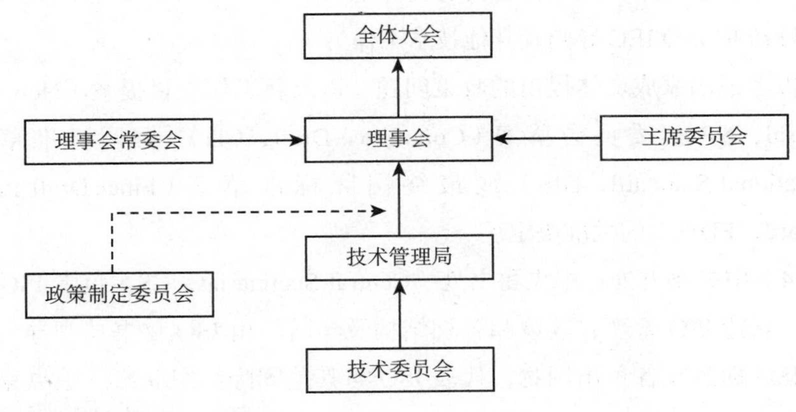

图 7-1　ISO 管理组织机构图

（1）全体大会：全体大会（General Assembly）是 ISO 最高权力机构，为非常设机构。每年 9 月召开一次。ISO 所有成员和政策官员参加，包括主席、副主席（政策）、副主席（技术管理）、副主席（财务）、财务官和秘书长。全体大会议程包括年度报告中关于项目的行动情况、ISO 战略计划及财政状况等。

（2）理事会：理事会（Council）是 ISO 全体大会闭会期间的常设机构，由 ISO 官员、5 个常任成员和 13 个成员团体组成。每年召开两次会议。理事会下设政策制定委员会、理事会常设委员会和特别咨询组。

（3）技术管理局：技术管理局（Technical Management Board，TMB）是 ISO 技术工作的最高管理和协调机构，ISO/TC 249 就直接受 TMB 管理。ISO TMB 的主要工作任务是：

① 建立 TC。

② 任命 TC 主席。

③ 分派或重新分派 TC 秘书处，某些情况下，分派 SC 秘书处。

④ 批准 TC 的名称、范围和工作计划。

⑤ 批准 TC 建立和解散分技术委员会（Subcommittees，SC）。

⑥ 分派优先领域，如果必要，分派特定的技术工作项目。

⑦ 协调技术工作，包括分配几个 TC 感兴趣的或需要协调的标准制定；为帮助完成该工作，TMB 可以建立相关领域专家咨询组，对基础、部门的或交叉部门协作、相关规划和新工作需要的问题提出建议。

⑧ 在中央秘书处的协助下，控制技术工作进展，并采取适当行动。

⑨ 审查新技术领域工作的需要和计划。

⑩ 维护 ISO/IEC 导则及其他技术工作。

⑪ 考虑国家成员体提出的政策问题，以及新工作项目提案（New Work Item Proposal，NP）、委员会草案（Committee Draft，CD）、国际标准草案（Draft International Standard，DIS）或最终国际标准草案（Final Draft International Standard，FDIS）的批准决定。

（4）中央秘书处：中央秘书处（Central Secretariat，CS）负责 ISO 日常行政事务，支持 ISO 管理、政策和咨询结构及运转。由 ISO 秘书长领导，负责编辑出版 ISO 标准及各种出版物，代表 ISO 与其他国际组织联络。中央秘书处设在瑞士日内瓦。秘书长是主席委员会成员之一，向主席和理事会汇报，并接受来自政策和咨询小组的建议。中央秘书处负责。

2. ISO 技术工作组织机构　ISO 技术工作组织机构主要包括 TMB、技术咨询组、技术委员会、项目委员会、编辑委员会、联络组织（图 7–2）。

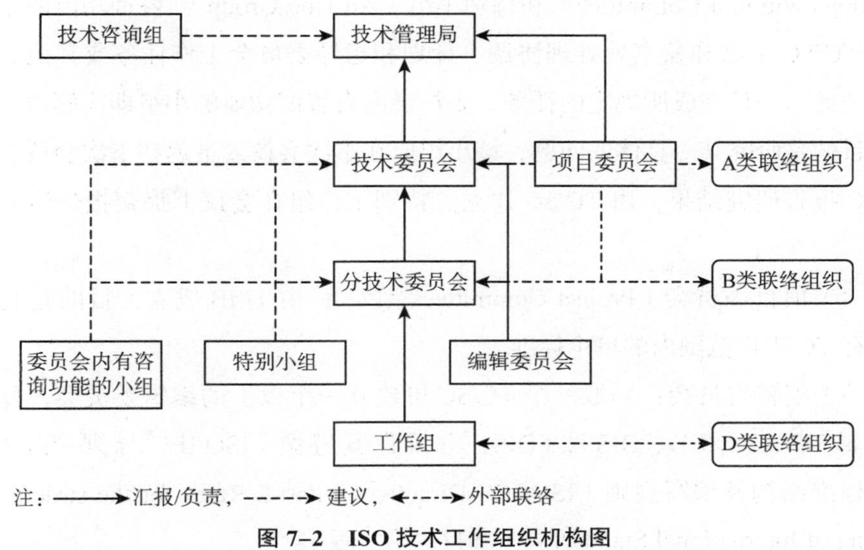

图 7–2　ISO 技术工作组织机构图

（1）TMB 负责 ISO 技术工作的管理与协调。

（2）技术咨询组（Technical Advisory Group，TAG）：由一个 TMB 或两个 TMB 联合建立，其任务包括对出版物（特别是国际标准、技术规范、可公开提供的规范及技术报告）的起草或协调提出建议，TAG 所规定的任务一旦完成，或者最终确定其工作能有常规机制完成，即应解散。

（3）技术委员会（Technical Committees，TC）：是承担 ISO 标准制（修）订工作的技术机构，由 TMB 设立和解散。截至 2016 年 8 月，ISO 共成立 306 个 TC，涉及农业、环境、健康等诸多领域。TC 的成立需 CS 将相关提案分发给 ISO 所有全权成员进行投票，通过条件是：参加投票的全权成员 2/3 以上赞同，并至少有 5 个以上全权成员表示积极参与，同时需要 TMB 批准。每个 TC 内，全权成员可以选择做积极成员（P 成员）或观察成员（O 成员）。P 成员是指积极参加 TC（包括 SC）的工作，并具有在 TC（包括 SC）内对提交表决的所有问题、NP、DIS 和 FDIS 进行投票表决以及参加会议的权利和义务。O 成员是指以观察员身份参加 TC（包括 SC）的工作，可收到委员会的文件，并有权提交评论意见，对提交表决的 DIS 和 FDIS 进行投票表决和参加 TC（包括 SC）会议。TC 下设 SC，负责该 TC 下一个专业领域标准的研制，SC 下设工作组（Working Group，WG），负责指定项目的标准研制。一个 TC 可根据工作情况，为承担一个以上

ISO 和（或）IEC 的 TC/SC 感兴趣的特定项目而组建联合工作组（Joint Working Group，JWG）。此外，TC 还设有咨询功能的小组（Groups Having Advisory Functions within a Committee）和特别小组（Ad Hoc Group）。咨询功能的小组可帮助 TC/SC 主席和秘书处处理协调、计划和指导委员会工作任务或其他需要咨询的任务。一旦完成所规定的任务，委员会内有咨询功能的小组即应解散。特别小组目的是研究某一具体的问题，该小组应在本次会议或最迟在下次会议上向母 TC/SC 报告研究结果，由 TC/SC 建立。特别工作组在会议上提交报告后应自动解散。

（4）项目委员会（Project Committees，PC）：由 TMB 成立，目的是制定不在现有 TC 工作范围内的单个标准。

（5）编辑委员会：一般一个 TC/SC 可建立一个以上的编辑委员会，以更新和编辑 TC/SC 的 CD、DIS 和 FDIS，并确保其遵循《ISO/IEC 导则 第 2 部分：国际标准结构及编写规则（ISO/IEC Directives，Part 2 Rules for the structure and drafting of International Standards）（2011，第六版）》。

（6）联络组织：ISO 的联络组织主要分为三类，即 TC 之间的联络、ISO 与 IEC 之间的联络、与其他组织之间的联络。

与 ISO 联络的所有其他组织均需要遵循《ISO/IEC 导则》对于版权和专利的规定，并认可 ISO/IEC 程序。

① TC/SC 层面其他联络组织

A 类联络组织：对 TC/SC 工作做出实际贡献的其他组织。可以接触全部相关文件，并受邀参加会议。可以提名专家参加 WG。

B 类联络组织：表示愿意接收 TC/SC 工作信息的其他组织。可以接触 TC/SC 工作报告。B 类联络组织是预留给政府间组织的。

② WG 层面其他联络组织

D 类联络组织：做出技术贡献并积极参与 WG 工作的其他组织。可以包括制造商协会、商业协会、工业工会、使用者组、专业和社会团体。

（四）我国参与 ISO 标准化工作

我国是 ISO 的 25 个创始成员国之一，中华人民共和国成立后，我国恢复 ISO 全权成员身份重新进入 ISO 参与国际标准制定工作。2001 年国家标准化管理委员会成立后，我国以中国国家标准化管理委员会的名义参加 ISO 工作。随着我国经济和技术水平的不断提高，全社会参与国际标准化工作意识不断增强，企业、科研院所、检测机构和行业协会等各方面积极参与国际标准化活动，成绩斐然。我国正式成为ISO的常任理事国，并首次有专家当选为ISO主席。截至2014年底，我国承担的ISO和IEC技术委员会和分委员会主席、副主席人员总数达43个，秘书处达到70个。此外，我国还是ISO各政策制定委员会的P成员，包括：发展中国家事务委员会（Policy Development Committee for Developing Countries，DEVCO）、合格评定委员会（Committee on Conformity Assessment，CASCO）、消费者政策委员会（Committee on Consumer Policy，COPOLCO）等。我国同时也积极参与太平洋地区标准大会（Pacific Area Standards Congress，PASC）、亚太经济合作组织（Asia-Pacific Economic Cooperation，APEC）等区域组织的标准化活动。依托ISO平台，积极开展国际标准化交流合作，我国已与28个国家和地区签署了49份合作协议，与7个国家和地区建设了6个标准化信息平台，在国际标准化活动中的影响力不断提升。

我国自主关键技术和重要技术标准不断提升为国际标准新领域和新标准，尤其是2009年，中医药正式成为ISO国际标准化新工作领域，为中医药的国际交流搭建了新的平台。

二、世界卫生组织

世界卫生组织（World Health Organization，WHO）及相关办事处关注传统医学并积极开展医疗服务、技术指导等方面标准的制定工作。1981年3月，WHO在美国芝加哥伊利诺伊大学药学院成立了首家世界卫生组织传统医学合作中心；1983年5月，于复旦大学成立了国内首家世界卫生组织传统医学合作中心。

WHO在医药领域的工作主要包括制定临床实践指南、发布技术操作标准及统一疾病统计口径方面。为保证指南的方法学质量，WHO还成立了指南审议委员会（Guidelines Review Committee）。2007年，WHO西太地区办事处（WHO Western Pacific Regional Office，WHO-WPRO）资助中国专家编写了第一部基于证据指导的《中医循证临床实践指南》（Evidence-based Guidelines of Clinical Practice in Chinese Medicine）。自WHO颁布了《针灸经穴名称国际标准化方案》（A proposed standard international acupuncture nomenclature：report of a WHO scientific group）后，WHO-WPRO也陆续推出了多项中医药相关标准。WHO还将传统医学纳入其主持编写和发布的国际疾病分类的第11版（International

Classification of Diseases 11th Revision，ICD-11）中，这意味着传统医学将有国际标准化的统计口径，将为中医药学的发展和其国际空间的拓展创造良好的条件。

三、各国药典体系

药品标准属于特殊的标准，各国对药品标准的管制都十分严格，许多国家组建药典委员会，负责建立药品的国家技术标准来保证药物的质量、剂量和药物纯度和浓度标准，这些药品标准的具体承载形式为国家药典。国家药典通常是由业内权威技术专家进行编制的。目前国际认可度较高的药典标准有美国药典（US Pharmacopoeia，USP）、欧洲药典（European Pharmacopoeia，Ph.Eup）。我国国家药典是由国家药典委员会编制的《中华人民共和国药典》。面对药品生产销售全球化的新形势，各国药典之间通过完善药典标准国际合作机制、深化药品标准实质性合作等方式加强药品标准国际的合作与协调，并在此基础上开展、推动了国际药典互认的相关工作，尤其是在中药领域，我国与美国开发适用于一方或双方药典的质量标准与实物标准，目前已有丹参等部分中药标准被收录到美国膳食补充剂的法典中，另外欧洲药典、英国药典也已收录部分中药标准并积极开展了中药标准品的研究工作。由于药典的权威性和法定性，加之各国药典之间的联合与互认，使得药典成了认可度高、执行力强的中药国际标准化平台。

四、中医药国际学术组织及其他相关国际标准平台

中医药国际学术组织可以根据行业需求或自身工作需求制定相关的国际组织标准在其内部或供其成员参考使用，是国际标准体系的有益补充和参考。目前总部设在中国的中医药国际学会组织有世界针灸学会联合会（World Federation of Acupuncture-moxibustion Societies，WFAS）和世界中医药学会联合会（World Federation of Chinese Medicine Societies，WFCMS），均是重要的中医药国际学术组织，WFAS 和 WFCMS 先后出版制定了在组织内部使用的教育类、基础类中医药国际组织标准 14 项。2010 年，WFAS 和 WFCMS 先后申请成为 ISO 的 A 类联络组织，积极参与中医药国际标准的制定。

卫生信息交换第七层协定（Health Level Seven，HL7）是一个专门建立国际健康照护标准的自发性非营利组织，主要制定卫生信息交换的相关标准，涵盖了检查化验信息、病案信息、出入院记录等医疗领域所有信息的标准，为中医电子处方标准提供了平台。

五、中医药国际标准平台的侧重点及相互之间的关系

中医药国际标准化工作涉及医疗、教育、产业、研究、贸易等诸多方面，与众多国际性组织工作范围有交集，各个国际性组织的中医药标准化工作互为补充，互相促进。其中 ISO 的传播范围最广，最具有权威性，是真正意义上的国际标准，也是中医药国际标准化工作的重心，尤其是在中医药技术委员会的工作。不过 ISO 宗旨在于促进商品和服务的国际交换，更偏重于国际贸易相关标准；技术指导等方面标准的制定工作则主要在 WHO 平台开展。各国药典委员会之间的合作和互认则可在国家法律层面规范中药的质量，是更高一层的标准，也是其他国际组织药材相关标准制定的基础和依据。WFAS 和 WFCMS 则更为灵活，从国际组织的角度推广中医药，起到“打前站”和补充的作用。HL7 等专业国际组织则制定更加专业和特定领域的标准。

中医药国际标准化工作应有计划地参与各类相关国际标准化组织的工作，有重点、全方位、多层次的推进中医药的国际交流。

第二节　国际标准化组织中医药技术委员会（ISO/TC 249）

一、成立背景及意义

在世界传统医学体系中，中医药以其悠久的历史和独特的医疗保健优势日益在国际范围引起广泛关注，以前所未有的步伐传播到世界各地。目前，我国已与 76 个国家签订了含有中医药合作内容的政府间协议 96 个，并与美国、法国、俄罗斯、澳大利亚、墨西哥、坦桑尼亚、新加坡、马来西亚等国签订了专门的中医药合作协议 49 个，为中医药走向世界提供了稳定的政府间沟通机制和合作渠道。目前，中医药已经传播到世界上 164 个国家和地区。据不完全统计，除中国外，世界上的中医医疗（针灸）机构已达 8 万多家，各类中医药从业人员大约 30 万，这些机构和人员已成为在国外提供中医医疗服务的主体。世界中医药服务市场估值每年 500 亿美元。

2009年，针对中医药标准化领域的国际需求和竞争，我国向ISO提出建议ISO成立中医药技术委员会的申请，韩国、日本、澳大利亚等十余个国家积极响应并对我国提案表现出极大兴趣。中国与其他国家围绕新技术委员会的名称、工作范围及其与其他技术委员会的职能交叉等问题，展开了激烈的讨论，最终，成立新技术委员会的提案获得通过。TC暂定名称为“中医药（Traditional Chinese Medicine，TCM）”，编号249，秘书处设在中国。至此，ISO/TC 249正式成立。ISO/TC 249的成立，加快了推进中医药国际标准化的进程，标志着我国传统优势领域——中医药在国际最高级别的标准化体系中占有一席之地。

二、工作范围、优先领域

根据ISO/TC 249战略商业计划（Sratigic Business Plan，BP），ISO/TC 249的工作范围和优先领域如下。

（一）工作范围

ISO/TC 249的工作范围主要是中药材、中成药、针灸针具、中医药设备、中医药信息化的质量和安全的标准化，包括起源于中国的传统医学的传统和现代两方面。

ISO/TC 249的主要活动是制定支持中医药国际实践的国际标准，旨在保证中医药产品的质量、安全性和有效性，并促进相关商品和服务贸易及商业的发展。通过使用传统医学的方法，使传统医学在人类健康维护和医疗保健方面做出贡献。

（二）优先领域

为了实现上述目标，ISO/TC 249于第一次全体会议上，将其工作领域按优先顺序确定如下：

——质量和安全领域为第一优先领域。

——从业人员的培训、教育和实践、研究方法为较低优先领域。

三、ISO/TC 249的组织架构

ISO/TC 249的组织架构主要包括：主席、秘书处、主席顾问组、编辑委员会、国家成员体、工作组和召集人、项目负责人、注册专家、联络组织（图7–3）。

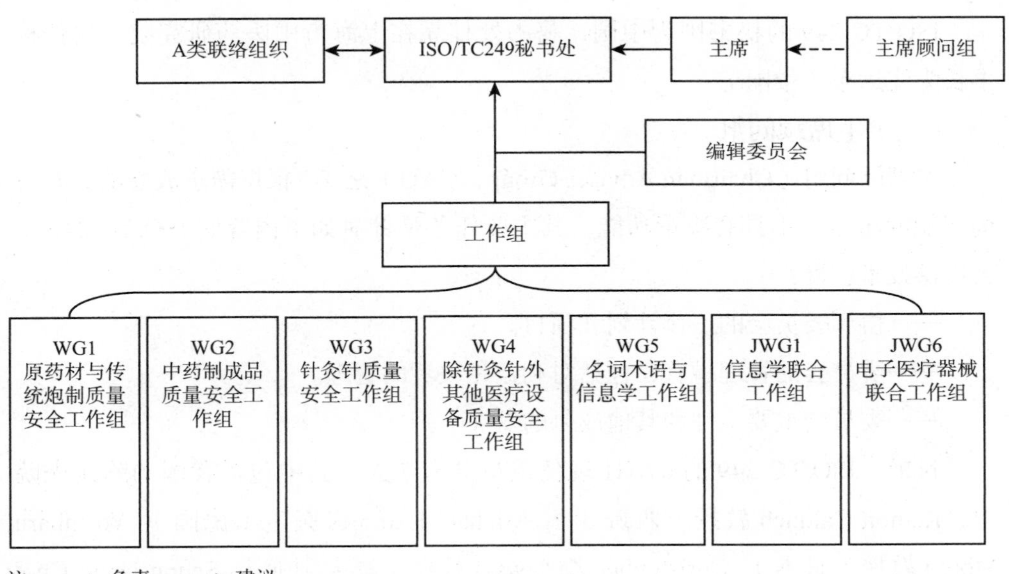

图 7-3　ISO/TC 249 的组织架构图

（一）主席

技术委员会主席（Chair）负责全面管理其技术委员会的工作，包括各分委会和工作组的工作。

根据《ISO/IEC 导则》规定，TC 主席由相应 TC 秘书处提名，由 TMB 批准，第一任期最多 6 年，续任任期最多 3 年，仅能续任 1 次。ISO 鼓励主席和秘书处由发达国家和发展中国家联合承担，即发达国家承担主席或秘书处的，可建议提名一位来自发展中国家的专家担任副主席或联合秘书；发展中国家承担主席和秘书处的，可提名一位来自发达国家的专家担任副主席或联合秘书。

目前 ISO/TC 249 的主席是来自澳大利亚的 David Trevor Graham 博士，其第一任期始于 2009 年，第二任期始于 2016 年，将于 2018 年结束。

（二）秘书处

技术委员会秘书处（Secretariat）由技术管理局指派，由国家成员体承担，负责监督、报告和确保技术委员会工作有效发展，并确保 ISO/IEC 导则和技术管理局决定执行。秘书处应摒弃国家观点，保持国际中立。秘书处的具体职责参见《ISO/IEC 导则 第 1 部分及 ISO 补充部分——ISO 专用程序》（ISO/IEC Directives，Part 1 Consolidated ISO Supplement——Procedures Specific to ISO）（2013，第 8 版）和《ISO/TC 249 工作程序：秘书处的职责》[Procedures for ISO/TC 249：Responsibilities of the Secretariat（N0030）]。

ISO/TC 249 的秘书国为中国，秘书处挂靠在上海市中医药研究院，现任秘书长为沈远东（中国）。

（三）主席顾问组

主席顾问组（Chairman Adviser Group，CAG）是 TC 根据需求成立的具有咨询职能的小组，不具有决策功能，其主要任务是针对如下内容向 ISO/TC 249 主席提供技术咨询：

——协调委员会的工作计划和项目。

——委员会的管理事宜，包括对利益相关者的管理。

——委员会重要文件和其他成果的发展。

目前，ISO/TC 249 的 CAG1 现任成员共有 7 人，其中包括我国的陈凯先院士、Ramón Calduch 教授（西班牙）、Michael Hammes 医生（德国）、Yoshiharu Motoo 教授（日本）、Christopher Zaslawski 教授（澳大利亚）、Seung Hoon Choi 教授（韩国）和 Marilyn Allen 教授（美国）。

2014 年成立 CAG2，主要由主席、秘书，以及各 WG 的召集人和秘书组成。

（四）编辑委员会

为更新和编辑 CD、DIS 和 FDIS，技术委员会可成立一个或多个编辑委员会（Editing Committee），以确保文件符合国际标准结构和编写的有关要求。ISO/TC 249 第三次全体会议决定成立编辑委员会，并确定 Eric Brand 博士（美国）和 James Flowers 博士（澳大利亚）两位专家为 ISO/TC 249 编辑委员会成员。

（五）国家成员体

ISO 章程规定，一个国家只能有一个具有广泛代表性的国家标准化机构参加 ISO，称为国家成员体（National Body，NB）。根据各国参与 ISO 活跃程度的不同，成员分为以下三类（表 7-1）。

第一类，全权成员（或成员体），通过在 ISO 技术和政策会议参与和投票影响 ISO 标准制定和政策。全权成员在国内销售和采用 ISO 国际标准。

第二类，通信成员，通过作为观察成员参加 ISO 技术和政策会议观察 ISO 标准制定和政策。通信成员能在国内销售和采用 ISO 国际标准。

第三类，注册成员，跟踪 ISO 工作，但是不能参加，也不能在国内销售和采用 ISO 国际标准。

三类成员均可以参与制定国际标准，有权参加 TC 的工作。对于某个 TC，一个国家体可以选择成为积极成员（P 成员）或观察成员（O 成员），向 CEO 办公室报备后即可享有相应的权利和承担相应的义务。然而，不管在 TC 内身份如何，所有国家体都有权利对 DIS 和 FDIS 投票。

P 成员的权利和义务：积极参与相关工作，有义务对 TC 正式提交投票的所有问题进行投票，如 NP、DIS、FDIS，并参加相关会议。

O 成员的权利和义务：作为观察成员跟踪相关工作，接收 TC 文件，有权利提交评论意见并参加相关会议。

截至 2016 年，ISO/TC 249 共有 37 位成员。P 成员 21 个：澳大利亚、加拿大、中国、捷克、德国、加纳、匈牙利、印度、意大利、日本、韩国、蒙古、荷兰、新加坡、南非、西班牙、瑞士、泰国、突尼斯、美国和越南；O 成员 16 个：奥地利、巴巴多斯、芬兰、法国、香港、爱尔兰、以色列、立陶宛、中国澳门、新西兰、波兰、罗马尼亚、塞舌尔、瑞典、英国和津巴布韦。

（六）工作组和召集人

根据 ISO/IEC 导则，TC 可为完成专项任务成立 WG。WG 由母委员会的 P 成员、A 类联络组织和 D 类联络组织分别指派的专家组成，共同处理分配给工作组的特定任务，如国际标准制定等。

原则上 TC 承担的本领域标准制（修）订工作主要由下设的 SC、WG、JWG 等完成。其中 SC 负责该 TC 下一个分支领域标准的制定，WG 和 JWG 是负责具体某个标准的制定。ISO/TC 249 没有 SC，下设 WG 和 JWG。

截至 2016 年，ISO/TC 249 下设 7 个工作组，具体情况如下：

1. 第一工作组（WG1） 名称：原药材与传统炮制质量安全工作组（Quality and Safety of Raw Materials and Traditional Processing）；召集人：中国；工作范围：制定天然原材料的相关标准，包括植物原料的收割、动物和矿物原料的采集，以及原材料传统炮制的国际标准。

2. 第二工作组（WG2） 名称：中药制成品质量安全工作组（Quality and Safety of Manufactured TCM Products）；召集人：德国；工作范围：制定中药原料到制成品的质量与安全国际标准，包括检测、炮制（除传统炮制外）和制造过程。

3. 第三工作组（WG3） 名称：针灸针质量安全工作组（Quality of Acupuncture Needles and Safe Use of Acupuncture）；召集人：中国；工作范围：制定针灸针质量和针刺安全使用的国际标准，除外针刺临床治疗或疗效标准。

4. 第四工作组（WG4） 名称：除针灸针外其他医疗设备质量安全工作组

（Quality and Safety of Medical Devices other than Acupuncture Needles）；召集人：韩国；工作范围：制定治疗设备和诊断设备（除针灸针、有源医疗器械外）的质量和安全使用的国际标准，除外医疗器械临床治疗或疗效标准。

5. 第五工作组（WG5） 名称：名词术语与信息学工作组（Terminology and Informatics）；召集人：中国、韩国；工作范围：制定中医药名词、术语、分类和本体学的国际标准。

6. 联合工作组（JWG1） 名称：信息学联合工作组（Informatics）；召集人：德国、日本；工作范围：制定与中医药相关的健康信息技术学的国际标准。

7. 联合工作组（JWG6） 名称：电子医疗器械联合工作组；召集人：中国；工作范围：电子医疗器械领域的国际标准制定工作。

（七）项目负责人（Project Leader）

对于每个项目的制定，技术委员会在考虑 NP 起草人的基础上指定项目负责人。在指定项目负责人时，应确定该名项目负责人能够获得开展标准制定工作的适宜资源。

截至 2016 年，我国有 33 项项目正式立项，其中已有 6 项正式出版为 ISO 中医药国际标准。

（八）注册专家（Expert）

专家由 ISO/TC 249 的 P 成员、A 类联络组织指派，以个人身份参加技术委员会层面或工作组层面工作。中方注册专家人数快速递增，初步形成一支稳定、成熟的中方工作团队，截至 2016 年，我国正式中方注册专家近 200 人，涵盖 17 个省、市、自治区及香港、澳门特别行政区的科研院所、高等院校、学术团体、骨干企业等各相关单位的中医药标准化专家。全面参加 7 个工作组和技术委员会的国际标准制定工作。

（九）联络组织（Liaison）

根据 ISO/IEC 导则，TC 或 SC 层面的联络组织分为 A、B 两类。

A 类：是指在 TC 或 SC 解决问题上，对 TC 或 SC 做出有效贡献的组织。这类组织可收到所有相关文件，并被邀请参加会议，可指派专家参加 WG。

B 类：是指表明希望了解 TC 或 SC 工作的组织。可收到 TC 或 SC 工作报告。

ISO/TC 249 在 2010 年 6 月 7～8 日召开的第一次全体会议上决定与 WHO、世界中医药学会联合会（WFCMS）、世界针灸学会联合会（WFAS）、ISO/TC 215

建立 A 类联络关系。

此外，基于工作组层面、为工作组做出技术贡献并积极参加其工作的组织，为 D 类联络组织。目前，ISO/TC 249 尚无该类型联络组织。

四、我国参与 ISO/TC 249 工作的相关机构

（一）国家标准化管理委员会

国家标准化管理委员会是全国标准化工作的管理部门，是国务院授权成立的由国家质检总局管理的事业单位。其工作范畴主要围绕我国各行业标准的制定与管理及代表中国参与 ISO、IEC 等国际和区域标准化组织的活动。

（二）国家中医药管理局

国家中医药管理局是隶属于国家卫生和计划生育委员会的国家机构，是政府从事中医药管理的最高行政机构，也是我国中医药行业标准制定机构。国家中医药管理局是中医药国际标准的行业主管部门。

近年来，中医药标准化工作越来越多地受到国家及有关部门的重视，国家财政部设专项资金扶持中医药标准制定工作，为进一步推进中医药国际标准化进程，做好 ISO 中医药技术委员会工作，2009 年 11 月由国家中医药管理局与国家标准化管理委员会共同成立了 ISO 中医药技术委员会工作领导协调小组，主要负责 ISO 中医药技术委员会组建过程中重大问题的协调和决策，组建后的 ISO 中医药技术委员会运行的支撑保障工作的落实，以及负责我国参与 ISO 中医药技术委员会活动中的重大问题协调和决策。

（三）ISO/TC 249 国内技术对口单位

2009 年，ISO/TC 249 正式宣布成立后，为使中方能够顺利在 ISO/TC 249 开展工作，提高工作效率，国家标准化管理委员会成立了 ISO/TC 249 国内技术对口单位（简称“对口单位”），经国家中医药管理局批准，对口单位挂靠在中国中医科学院中医临床基础医学研究所。

中国中医科学院中医临床基础医学研究所成立于 2006 年 7 月，是在国家科技体制改革的总体要求和部署下，由科技部、财政部、中央编办批准的中国中医科学院下属的社会公益类科研事业单位。中医临床基础医学研究所的科研服务宗旨是：开展中医临床基础医学研究，促进卫生事业发展和学科建设。紧紧围绕“中医药标准化”和“治未病”两大工程，努力做好临床医学基础、中医诊断学、

中医心理学、养生保健学、中医预防医学六大学科建设。

对口单位是ISO/TC 249中方技术工作总出口，是ISO/TC 249中方组织协调工作的总枢纽。根据《参加国际标准化组织（ISO）和国际电工委员会（IEC）技术活动的管理办法》和《ISO/IEC导则》的有关规定及要求，在国家中医药管理局指导下开展工作。其工作范畴涵盖ISO/TC 249相关的项目管理、专家注册和参加国际会议等三方面内容。

具体工作如下：

1. 研究ISO相关政策、规定；跟踪、研究、分析中医药国际标准化发展趋势和工作动态。

2. 负责ISO/TC 249国际标准项目管理，包括项目征集、审核、遴选、提交及各阶段推进工作。

3. 负责ISO/TC 249中方注册专家管理，包括专家审查、注册、考核。

4. 代表中国在ISO/TC 249内进行投票（工作组投票除外）。

5. 及时向国家中医药管理局和国家标准化管理委员会提交年度工作总结报告，承办ISO/TC 249年度总结会。

6. 协调国内标准化相关单位完成ISO/TC 249国际标准化工作。

7. 开展中医药国际标准化培训工作。

（四）技术支持团体

开展ISO/TC 249中医药国际标准制定工作的核心是各国中医药领域技术的竞争，任何一项中医药国际标准的制定工作都需要依靠国内行业团体的技术支持与充分参与。只有行业技术力量充分参与到中医药国际标准的制定当中，才能充分体现我国中医药行业的技术水平，才能充分代表国家利益。目前，参与ISO/TC 249中医药国际标准制定工作的中医药技术团体已成为开展ISO/TC 249中医药国际标准制定工作的主要力量。中医药技术支持团体主要由以下三类组成：

1. 全国中医药专业标准化技术委员会与中医药行业学会 为落实《国家标准化“十一五”发展规划》，进一步推进国家标准化战略实施，2010年国家标准化管理委员会批准建立了五个全国中医药标准化技术委员会（分技术委员会）（简称“SAC/TC”），分别是全国中医标准化技术委员会、全国中药标准化技术委员会、全国针灸标准化技术委员会、全国中西医结合标准化技术委员会、全国中药标准化技术委员会中药材种子（种苗）分技术委员会。另外，还有正在筹建中的全国中医标准化技术委员会中医药信息分技术委员会、全国民族医药标准化技术委员会。已组建完的 TC 的相关信息列于表 7–2 中。

表 7–2　中医药专业技术委员会一览表

编号	技术委员会名称	秘书处挂靠单位
SAC/TC475	全国针灸标准化技术委员会	中国中医科学院针灸研究所
SAC/TC476	全国中西医结合标准化技术委员会	中国中西医结合会
SAC/TC477	全国中药标准化技术委员会	中国中药协会
SAC/TC478	全国中医标准化技术委员会	中华中医药学会
SAC/TC479	全国中药材种子（种苗）技术委员会	中国中医科学院中药研究所

2.WG 中方依托单位　WG 中方依托单位协助 ISO 中医药国际标准研制，并为 ISO 中医药国际标准化活动提供必要的人力、物力支持。为贯彻落实全国中医药标准化工作座谈会上国家卫生和计划生育委员会王国强副主任的讲话精神，并根据国家中医药管理局于文明副局长在中医药国际标准战略研讨会暨 ISO/TC 249 工作进展座谈会上关于尽快筹建 ISO/TC 249 工作组（WG）依托单位的指示，国家中医药管理局批准组建了 ISO/TC 249 WG 第一批中方依托单位。WG 与中方依托单位对应关系如下。

WG1 依托单位：中国中医科学院中药资源中心、澳门科技大学。

WG2 依托单位：中国中药协会、国家药典委员会、中国中医科学院中药研究所、中国医药保健品进出口商会。

WG3 依托单位：中国中医科学院针灸研究所。

WG4 依托单位：天津中医药大学中医药工程学院、国家食品药品监督管理总局医疗器械标准管理中心。

WG5 依托单位：中国中医药国际合作中心。

JWG1 依托单位：中国中医科学院信息研究所、香港浸会大学中医药学院。

JWG6 依托单位：天津市医疗器械质量监督检验中心。

依托单位是 ISO/TC 249 中医药国际标准制定工作中一线团队，肩负着技术组织、在技术层面上衔接协调国内国外的重要作用。依托单位一方面应在对口全国中医药专业标准化委员会指导下，开展 ISO 中医药国际标准研究制（修）订等相关工作，保证国际标准技术工作能够充分代表行业内共识；另一方面依托单位应与 ISO/TC 249 国内技术对口单位充分衔接，承接 ISO/TC 249 国内技术对口单位统筹安排的技术任务。其工作内容主要包含以下几方面：①组织开展中方提案相关技术内容的研究工作；②处理 ISO/TC 249 国际标准文件，对国际标准文件提出技术性意见；③参加与本 WG 相关的 ISO/TC 249 国际会议，负责会议技术材料的准备工作，研究技术方案，召开国内技术协调会；④积极与参与提案工作的 ISO/TC 249 成员国沟通，紧密跟踪各成员国在相关领域的工作动态；⑤协助 ISO/TC 249 国内技术对口单位处理应急突发事件，及时反馈最新工作信息；⑥为 ISO 中医药国际标准化工作的开展提供必要的人员和经费支持。

3. 与中医药国际标准制定工作相关的其他中医药行业组织

（1）国家药典委员会：国家药典委员会是国家食品药品监督管理总局直属单位，其主要工作职责是编制《中国药典》及其增补本，组织制定和修订国家药品标准以及直接接触药品的包装材料和容器、药用辅料的药用要求与标准，负责药品试行标准转为正式标准的技术审核工作，负责国家药品标准及其相关内容的培训与技术咨询，负责药品标准信息化建设，参与药品标准的国际交流与合作，负责《中国药品标准》等刊物的编辑、出版和发行，负责国家药品标准及其配套丛书的编纂及发行等。

（2）中国医药保健品进出口商会：中国医药保健品进出口商会是商务部下属的六大进出口商会之一，是原对外经济贸易部遵照《国务院批转对外经济贸易部 1988 年外贸体制改革方案的通知》，于 1989 年 5 月 22 日组织成立的。其目的是建立由政府的行政管理、企业的业务经营、商会的协调服务三部分组成的外贸新体制。主要职能是对会员企业的对外经贸经营活动进行协调指导，提供咨询服务。业务协调范围涵盖中药、西药原料和制剂、医疗器械、保健器材、医用敷料、生物药、保健品、功能性化妆品等行业企业和产品。

第三节　ISO/TC 249 国际标准制定程序

ISO/TC 249 国际标准化工作的核心就是制定中医药国际标准。围绕这个核心，主要涉及的工作内容有国际标准项目申报、国际标准项目制定及处理国际投票、参加国际会议。ISO/TC 249 国际标准化工作涉及的每一项工作都有既定的工作程序和规则，在开展工作时应充分遵循程序。

一、申报国际标准项目的基本程序

国际标准项目是 ISO/TC 249 国际标准化工作的基础，一个国际标准项目能否顺利走出国门，在 ISO/TC 249 成功立项，要经过国内专家的严格筛选及层层把关。首先，项目负责人需提交国际标准项目相关材料，经国内相关机构审核后确立为中方后备项目，在全体会议前 4 个月提交给 ISO/TC 249 秘书处，正式走出国门，成为 NP。

1. 国内工作程序　在全体会议召开前，对口单位向 SAC/TC 和依托单位发布征集国际标准项目的通知，SAC/TC 和依托单位会在本领域内发布该信息，并征集项目。打算申报中医药国际标准的专家需先做好申报前期的准备工作，一是了解相关领域国际需求，即提案研究对象的国际贸易需求和全球相关性，此处可参考 ISO/TC 249 的 BP；二是清楚国内相关领域研究基础和发展状况，包括已制定标准情况。另外，需了解我国出台的与该领域相关的中医药规划、战略、政策等。在做好申报前期工作的基础上，准备申报材料。

提案负责人需将提交至相关的 SAC/TC 或依托单位，经 SAC/TC 或依托单位技术审核后，推荐至对口单位。SAC/TC 和依托单位审核项目的首要原则为项目的技术内容是否能够代表国家和行业在该领域的水平。

对口单位收到推荐项目后，对项目材料进行形式审核，审核要点为材料填写是否准确，是否符合填写要求。对口单位将通过形式审核的项目材料进行盲审处理，组织行业内权威专家和国际标准化工作专家对项目进行评审。

对口单位将通过评审的项目正式报送至国家中医药管理局，审核通过后，正式确立为中方后备项目。随后由对口单位将中方后备项目提交至 ISO/TC 249 秘书处，至此项目正式走出国门，成为 ISO/TC 249 NP，留待全体会议的 WG 会议上讨论（图 7–4）。

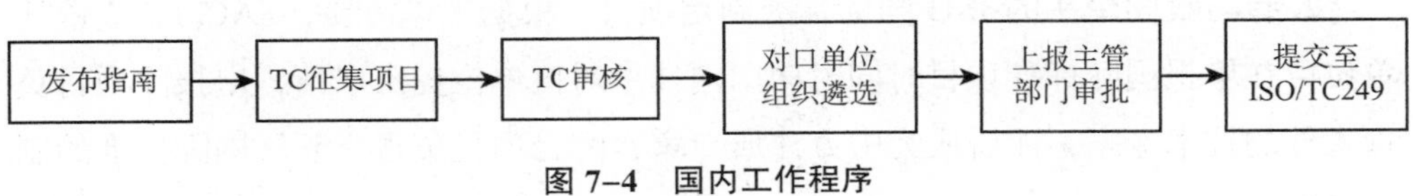

图 7–4　国内工作程序

2. 国际工作程序　NP 将在全体会议期间的相关 WG 会议上讨论，由提案人在 WG 会议上答辩。在 WG 会议通过后，形成推荐意见，提交全体会议审议，参与投票的 P 成员简单多数赞成批准后方可启动投票；为了不耽误重要工作并保持工作项目进展，休会期间也可以通讯方式进行表决。通过投票的项目可在指定时限内启动立项投票。未通过投票的项目，停留在预阶段，继续孵育。

经 WG 会议讨论的 NP，会后可能形成的决议有以下三种情况。

（1）直接通过的项目：对于 ISO/TC 249 全体会议决定启动投票的中方后备项目，可于全体会议后，在规定期限内向对口单位提出启动 ISO 新工作项目投票程序的申请。

（2）修改后通过的项目：对于 ISO/TC 249 全体会议决定修改后启动投票的中方后备项目，在向对口单位提出启动新工作项目投票程序申请的同时，提供项目修改的技术说明材料及相关 SAC/TC 出具的同意项目修改的证明材料。

（3）未通过的项目：对于 ISO/TC 249 全体会议决定作为预工作项目继续孵化和不再推进的中方后备项目，均进入“中方后备项目库”，进行技术重组和修改。

通过国际立项的项目，即可以按《ISO/IEC 导则》规定的时间计划，按部就班开展国际标准的研究制定工作。

二、参与国际标准项目制定的基本程序

所有国际标准项目均是由各参与国共同完成，即一个国际标准的产生，是全部参与国家达成共识的结果。参与国际标准项目制定包含两方面内容，一是指参与其他成员国牵头的 ISO 国际标准项目的制定，二是指参与我国牵头的 ISO 国际标准制定项目。

1. 参与其他国家制定的标准项目 国内技术对口单位将会把其他成员国的申报国际标准的信息发送到 SAC/TC 或依托单位，SAC/TC 或依托单位可根据行业需求决定是否参与国际标准制定工作，如果参与国际标准制定工作，SAC/TC 或依托单位应选派专家报送国内技术对口单位，由国内技术对口单位统一对外。

2. 参与我国牵头的 ISO 国际标准制定项目 根据工作需要，SAC/TC 或依托单位可在申报国际标准项目时同时向国内技术对口单位提出申请，申报除项目负责人外的技术专家，注册成为中方注册专家，配合项目负责人开展国际标准的制定工作。

三、处理国际投票的基本程序

国际投票主要是指对国际标准文件进行投票，即对新工作领域（TS/P）和预备工作项目（preliminary work item，PWI）、NP、工作草案（working draft，WD）、CD、DIS、FDIS、国际标准复审（systematic review，SR）等文件进行投票。在ISO/TC 249只有P成员具有投票资格，中方指定的唯一投票人为对口单位。

对于其他国家启动国际投票的项目，对口单位将项目信息分发给相关的SAC/TC或依托单位，由SAC/TC或依托单位向专家征集技术意见，根据工作需要选派参加国际标准化工作的专家人选，并将汇总信息报送至对口单位。经国家中医药管理局和国家标准化管理委员会批准后，由对口单位完成国际投票工作。

四、参加国际会议的基本程序

“协商一致”是ISO标准的基本原则，因此，国际会议是ISO内解决纷争、处理技术工作的主要途径。作为国际标准化活动的重要组成部分，参加国际会议需要遵守一定的工作程序和规则。

（一）国际会议的类型

在ISO/TC 249中涉及的国际会议的类型主要有两类，一是全体会议（plenary meeting），一个是WG会议（Working Group meeting）。

1. 全体会议　ISO/TC 249内所有重大事宜都将通过全体会议讨论决定，如审议BP、组织结构的调整变动、国际职务的任免、新项目提案等，在全体会议上会例行讨论BP，以及其他列入议程的重要事项，最后对重要事项以及各WG提案做出决议。全体会议对所有事项的决定将以会议决议的形式记录下来。

全体会议每年召开一次，一般为5月下旬，具体地点和时间由承办国的国家标准化机构视本国情况而定。会议承办国的产生是由该国家的国家标准化机构于上一年度的全体会议上提出承办申请，经全体会议批准后，列入会议决议。

2.WG会议　工作组会议讨论本WG的提案及WG其他重要事项，并形成意见，有必要时提交全体会议，由全体会议讨论决定。工作组会议原则上每年召开两次，一次与全体会议一起开，另一次视情况由召集人决定。

（二）申请参加国际会议

中方注册专家参加全体会议需向国内技术对口单位提交参会申请，由对口单位完成参会注册工作；参加WG会议需向WG秘书处报名，由秘书处协助完成参会注册工作。

原则上所有注册专家必须参加全体会议，但由于专家个人时间安排或项目进展情况，可酌情参加，但是在WG议程中的项目负责人必须参加会议。每年根据全体会议的议题以及各WG其他国家提案情况，SAC/TC和中方依托单位可针对性地推荐该领域重要专家参会提供技术支持。

（三）会议前的准备

1. 熟悉会议文件 全体会议和WG会议召开前，秘书处和各WG会将相关会议文件分发给本WG注册专家，专家需熟悉会议文件，不只对本人或中方提案，也应对其他国家提案进行技术准备，例如支持与反对的依据、修改建议等。在全体会议召开前，对口单位会邀请ISO中医药国际标准化权威专家和新工作项目提案人，召开项目培训预演会。通过培训预演会，帮助新工作项目提案人，完善国际答辩材料，做好答辩准备。此外，根据国家中医药管理局的部署，中方在ISO/TC 249形成了三会联动的稳固工作模式，包括每次年会前根据国际形势召开中方协调会，部署相关工作；在出发前，召开行前会，落实具体参会任务和注意事项；在年会结束后，召开中方总结会，总结经验，提出工作计划。

2. 统一口径 对口单位会对本次全体会议及WG会议涉及的重要问题形成中方预案，并在全体会议召开前，召集所有参会专家召开协调会。通过协调会，介绍ISO/TC 249中方工作背景、进展等情况，并对重要问题统一口径。

（四）申请参加国际会议的基本程序

1. 全体会议 全体会议前3个月左右，会议承办国会公布此次全体会议议程及会议注册表。对口单位会第一时间将会议相关情况及会议信息发给SAC/TC、WG中方依托单位，以及所有中方注册专家，并启动参会报名工作。所有参加全体会议的专家须填写相关材料，并提交至对口单位，对口单位审查信息无误后，将形成中方代表团组成的草案，经国家中医药管理局批准，正式组成中方代表团。随后对口单位会将中方代表团成员的参会材料提交至国家标准化管理委员会，完成参会注册手续，并索要邀请函及其他签证办理材料，随后由专家自行办理签证手续。

2.WG会议 WG会议前，由会议承办方提供会议注册材料。WG秘书处将参会注册信息发布给WG专家，参会的中方专家将参会注册材料提交至WG秘书处，由秘书处协助完成参会注册，并索要签证办理材料，随后由专家自行办理签证手续。

五、处理国际技术文件的基本程序

截至 2016 年 8 月，ISO/TC 249 秘书处共发布国际技术文件（N documents）191 项，根据其内容，可进一步分别为：公共信息（public information）3 项，一般委员会文件（General Committee documents）21 项，会议和决议（meetings and resolutions）7 项，项目（projects）160 项。

公共文件主要包括与 TC 全体成员相关的重大事宜，如 BP、ISO/TC 249 提交 NP、发布简报、全体会议的工作程序，主席顾问组、联合工作组建立和专家信息，ISO/TC 249 名称、主席顾问组和工作组术语使用，主席和秘书处职责等。

技术文件主要为 ISO/TC 249 内与技术内容相关的文件资料，主要包括以下内容：

草案——主要包括非投票相关的工作计划草案及部分项目草案等。

会议——主要包括历次全体会议决议及工作组会议议程，注册表格，拟讨论的 NP，会上进行的汇报资料，秘书处、工作组和联络组织的会议报告，以及会议决议中提出的需要协商解决的问题材料。

决议——主要包括各项目各阶段投票结果的报告和历次全体会议决议。

投票——主要包括项目各阶段投票文件、评论意见及部分结果的报告。其他的委员会文件主要包括除上述类别文件外，其他需要分发的文件。

凡是具有中方注册专家身份的人员，均会定期以邮件形式接收到 ISO/TC 249 发送的技术文件查阅通知，告知查阅相关的技术文件。当专家接到技术文件后，应尽快下载、阅读技术文件，对文件的技术意见应提交至 SAC/TC 或依托单位，SAC/TC 或依托单位汇总专家意见后，统一安排专家进行国际答复。

一些具有阅读权限的文件，如国际投票文件等，技术对口单位将分发给 SAC/TC 或依托单位，由 SAC/TC 或依托单位组织专家提出技术答复意见。

上述文件均可以在 ISO 网站下载，还可以查看一些即时信息，例如投票的时间节点、项目推进时间节点等，此类信息十分重要，关乎项目的进展，需要专家尤其是项目负责人格外关注，同时对口单位也会实时更新此类信息，及时提醒专家，与专家共同协助项目按计划执行。

第八章

中医药标准化发展战略研究方法

在经济全球化的背景下，标准已成为社会和经济活动的技术基础。世界各国对标准的重视程度与日俱增，越来越多的国家开始积极参与国际标准化活动，标准化战略已成为各国国家战略的重要组成部分。

2011 年，国家中医药管理局先后下达了中医药标准化战略规划研究项目，由中国中医科学院中医临床基础医学研究所牵头组织专家进行了反复论证和撰写，形成了中医药标准化战略和行动计划，为中医药标准化中长期发展规划纲要（2011—2020 年）的发布提供了研究基础和技术支撑。下面简要介绍中医药标准化发展战略研究的思路和方法，为今后开展有关战略研究提供参考。

一、背景

"战略"一词来源于希腊语"Strategy"，原意是将军指挥军队的艺术。后来，"战略"的词义被引申，泛指对各种行为的整体性、长远性、基本性谋划。战略规划是指确定一个学科的主体任务、外界机会和威胁、内部的强项和弱势，以此为基础建立一个长远目标，并形成可供选择的几种战略方针的过程。战略规划是学科发展的核心问题，相对于计划，它更注重宏观性、战略性、指导性和长远性。目前，一些发达国家和一些有较好经济基础的发展中国家纷纷研究制定传统医药标准化战略。

中医药标准化是中医药现代化的重要组成部分，是中医药得到国际认可的重要因素。开展中医药标准化发展战略研究，明确未来 10 年中医药标准化工作的战略目标、战略任务和保障措施是促进中医药标准化在加快中医药事业发展中的技术支撑和基础保障作用的内在需要。

二、方法

（一）综合分析中医药标准化发展的机遇、挑战、优势和弱势

制定发展战略的基础是深刻理解中医药事业内部的优势与劣势，以及外部环境的机遇与挑战。SWOT 矩阵分析法（S、W、O、T 分别代表 strengths， weaknesses，opportunities，threats）是分析核心竞争力，思考公司层面战略问题的一种技能分析法和战略工具，一般用于企业战略研究。现将其引入到中医药标准化发展战略研究中，综合分析中医药发展战略研究过程中所需的机遇、挑战、优势和弱势 4 个基本要素。

机遇和挑战是指从国家政府层面、社会需求方面、科技发展水平等几个方面分析中医药标准化建设在国内、国际传统医药发展的大环境中所遇到的机遇和面临的挑战。优势和弱势是指相对于日本、韩国等国家传统医学标准化工作以及国内的现代医学标准化工作，我国中医药标准化建设在研究技术、工作经验、人才队伍等方面的自身优势和存在的不足。

1. 研究步骤　首先，在文献分析和专家调研的基础上，初步了解中医药标准化发展面临的机遇和挑战，以及中医药标准化自身的优势和弱势；其次，在全国范围内，选择在中医药研究、现代医学研究、标准化研究和战略研究等方面的知名专家组成专家组；然后，采用 SWOT 矩阵分析法进行综合分析，通过 SO 战略、WO 战略、ST 战略、WT 战略分析，初步明确未来 10 年我国中医药标准化的发展策略。

2. SWOT 分析方法介绍

（1）SWOT 分析法：是由旧金山大学的管理学教授于 20 世纪 80 年代提出来的，就是对企业自身存在的优势、劣势以及外部环境带来的机会、威胁进行综合分析，据此构思、评价和选择企业战略方案的一种战略分析方法。

（2）SWOT-CLPV 矩阵模型：是在 SWOT 理论的基础上，分析内部的优势和劣势因素与外部的机遇和威胁因素的相互作用，变化和产生出四种不同的市场环境及战略态势，分别为“杠杆作用”L（leverage）：S+O；“抑制性”C（con control）：W+O；“问题性”P（problem）：W+T；“脆弱性”V（venerability）：S+T。面对 4 种态势所采取的战略为：在“杠杆作用”态势时，要充分利用外部环境机遇，放大内部资源优势，巩固已有成果，多元开发，获取更高、更快发展；在“抑制性”态势中，尽可能改善内部资源劣势，迎合或适应外部机会，消除劣势，促进内部劣势向优势转化；对内部劣势与外部威胁相迫的“问题性”态势，要避开威胁，进行内部资源调整，提高自己；在“问题性”态势中，利用内部优势尽可能地降低环境带来的危机，发挥优势，寻找契机，突破发展。

（3）SWOT-CLPV 矩阵模型分析问题的特点：SWOT-CLPV 矩阵模型与其他分析方法相比具有显著的结构化和系统科学方法的特点。在结构化方面，

SWOT-CLPV 矩阵模型不仅从表现形式上构造了结构矩阵，对矩阵的不同区域赋予了不同的分析意义。而且在内容上，其主要理论基础也强调从结构分析角度，对外部环境和内部条件进行分析。在系统科学方法方面，SWOT-CLPV 矩阵模型利用系统科学方法的思想将外部环境的机会、威胁，内部的优势、劣势，这些独立的因素互相组合起来进行综合分析，得出 4 种态势。根据这 4 种态势分别形成 SW 战略、OT 战略、SO 战略、WO 战略、ST 战略及 WT 战略，使得所制定的战略计划更具有科学性和合理性。

（二）确定中医药标准化发展的战略目标

在发展策略形成的基础上，以满足中医药标准化发展的需求为基本原则，以《中华人民共和国标准化法》《中华人民共和国国民经济和社会发展第十二个五年规划纲要》《中医药“十二五”发展规划》为指导，在“十一五”中医药标准化发展规划继承性和可持续性发展的基础上，采用专家研讨会的方式分别确定远期战略目标和近期战略目标。

（三）确定中医药标准化发展的重点领域

在中医药标准化发展战略目标确定的基础上，围绕目标，确定战略任务，开展中医药标准化的重点领域研究。

1. 初步形成中医药标准化发展重点领域的草案　采用文献分析、专家调查和中医药标准化资助历史分析等进行综合集成，初步形成关于中医药标准化发展重点领域的草案。

（1）文献分析：国外期刊以 *Traditional Medicine*，*Clinical Practice Guideline* or“standard study”为关键词，检索科学引文索引（Science Citation Index，SCI）收录的期刊中与中医药学科相关的论文和国际会议论文以科技会议录索引（Index to Scientific & Technical Proceedings，ISTP）收录的与中医药相关学科的国际会议资料为基础数据源。

国内期刊以“中医药”“标准 / 临床实践指南”“研究”为关键词，检索中国知网（ China National Knowledge Infrastructure，CNKI）数据库、万方数据库收录的中文核心期刊上发表的与中医药学科相关的论文作为基础数据源。通过文献分析，初步掌握现阶段中医药标准化的研究热点领域。同时，检索 CNKI、万方数据库收录的现代医学标准化研究的文献，了解现代医学在标准化方面取得的成就，为中医药标准化研究提供方法学参考。

（2）专家调查：采用问卷调查的方法，向全国中医标准化技术委员会、全国中药标准化技术委员会、全国针灸标准化技术委员会和全国中药标准化技术委员会中药材种子（种苗）分技术委员会的专家，国家标准化管理委员会和中国标准化研究院的专家以及部分从事西医标准化研究的专家共计100人发放调查问卷，征求专家对我国中医药标准化重点资助领域的建议。通过对调查问卷数据的统计分析，得到专家建议的重点领域的排序，作为专家对我国中医药标准发展趋势的较为普遍和一致的意见。

（3）我国中医药标准研究的资助分析：在文献分析和问卷调查分析的同时进行中医药标准资助情况的统计分析，得到中医药各学科标准的资助力度的统计分析结果。按照资助机构的性质来分，我国中医药标准一般可分为来自国家政府部门或组织的资助，来自企业、事业单位及社会、民间组织的资助和来自国际基金及合作组织的资助。

2. 确定中医药标准化发展的重点领域　集合利益相关学科内具有全局观、前瞻能力强的战略科学家开展群体研讨，从国家需要、学科发展、原始创新的可能性等几个方面进行递进式的筛选和补充。

（1）形成中医药标准化发展重点领域的原始草案

1）综合集成的基本思路：文献分析、调查问卷、资助分析等可视为发散型思维过程，而发展战略是要有所选择，对科学意义大而关乎国家发展的研究方向给予重点支持，因此，发展战略更关键的内容是在发散型思维的基础上进行收敛型思维。

综合集成的基本思想是将发散型思维过程中得到的信息进行初步的集成，综合得到重点领域的草案，然后以此作为蓝本，通过从中医药相关科研机构、医院、企业遴选各学科标准化专家进行群体研讨，通过从不同级别专家之间的沟通、协作到达成共识的群体研讨过程，递进式地把专家的智慧集中起来，最终总结出中医药标准化发展的重点领域。

2）文献分析、问卷分析以及资助历史分析的综合：对文献分析、问卷分析以及资助历史分析进行综合，提出中医药标准化发展战略的原始草案。该草案的拟定分三步进行：

第一步，依据国内热点、国际热点和专家意见，对中医药标准化各研究领域进行综合排序。在专家意见的基础上确定国内热点、国际热点和专家意见的权重，初步研究出研究领域的优先发展顺序。

第二步，对综合排序结果与资助力度进行比较，给出重点资助领域的建议。

将第一步排序的结果与目前国家对中医药标准的资助力度进行比较，来判断中医药标准未来10年的重要研究领域与基金资助力度的差距，用排序差值来反映比较所得的结果。

重点资助领域遴选的基本思路包括两方面：

一方面，这些领域是国内外专家和学者普遍认可的、我国的研究基础较好的前沿的、基础发展领域。这些领域体现出来的统计特性是：①国内外发表文章多、档次高，在文献计量分析中排名靠前；②得到专家的普遍认可，在专家的综合意见排名中也比较靠前；③体现在基金资助上，近5～10年资助的力度比较大，属于持续的热点领域。

另一方面，这些领域是一些新兴的、未来可能发展潜力和社会需求大的领域和方向，其体现出来的统计特性是：①从文献分析结果，尤其是国外的文献、数量虽不是很多，但增长速度很快；②专家非常看好这些领域和方向，在专家综合意见排名靠前，未来发展趋势的排名比较靠前；③由于这些领域和方向是新兴的方向，还没有得到普遍的认可，所以资助力度普遍不大，资助力度的排名比较靠后。

第三步，在初步确定优先资助领域的基础上，进一步确定各个领域的重点发展方向以及相应的科学问题。

具体做法是：

第一，进一步进行文献调研，主要对国际上中医药标准研究领域的顶级刊物，如*American Journal of Acupuncture*、*American Journal of Chinese Medicine*、*Journal of Alternative and Complementary* 等的学科领域综述文献进行研读。对于国内的文献研读，重点研读总结《中国标准化杂志》《中国中西医结合杂志》《中医杂志》等刊物关于中医药标准发展的综述性论文。

第二，根据资助历史分析，确定国内中医药标准化各研究领域的最好专家，通过致函，分别邀请撰写其学科领域的学术研究现状、重要性、社会需求、主要科学问题、国内研究力量等文字材料。

（2）对重点领域草案进行递进式的群体研讨：第一次深度研讨针对重点领域，采用拉斯维加斯投票的方法，从中医药标准化发展战略重点领域草案内列出的建议清单中，确定应优先考虑的领域。第二次深度研讨针对重点方向，在确定中医药标准化发展重点领域的基础上，采用解决方案矩阵的方法，确定优先支持的研究方向，对重点研究方向达成一致意见。

（四）形成中医药标准化发展的措施与保障建议

邀请具有深厚的专业学术功底、对中医药国际发展有深入了解、能胸怀国家全局、熟悉中医药标准的整体情况、高瞻国家社会发展需求的中医药标准化人员参加研讨会，通过研讨会提出为实现中医药发展战略目标和主要任务，在制度、机制、技术、机构建设和人才队伍培养等方面应采取的政策措施。

（五）撰写战略草案，并征求利益相关方的意见

撰写中医药标准化发展战略研究报告草案，并广泛征求中医药相关研究机构、医院、企业及消费者的意见，以期最大程度取得利益相关方的同意，最终形成中医药标准化发展战略研究报告。

总之，中医药标准化发展战略研究不同于一般的科学研究，它在研究方法、研究内容等方面有其自身的特点。首先，要合理、科学地使用战略研究的有效工具和方法进行研究，在对方法的选择上要体现其先进性，对方法的具体运用过程要严谨。其次，研究内容要涵盖战略研究的相关领域，并最大程度取得利益相关方的一致性。最后，注重战略研究结果的可应用性和时效性。总体而言，我国中医药标准化发展战略研究尚处于起步阶段，本文对其制定方法进行了初步探索，还有待于进一步完善。

第九章
中医药标准与知识产权保护

中医药标准化和中医药知识产权（intellectual property，IP）是中医药国际化的两大基石，两者关系密切、相辅相成。中医药标准化是中医药产业发展的技术支撑，有助于我国突破从事中医药贸易活动的发达国家的技术性贸易壁垒。中医药知识产权是维持中医药创新能力、提高其核心竞争力和保证中医药可持续发展的法律保障。因此，只有将两者有效融合，建立高效的中医药知识产权标准化体系才能有力促进我国中医药产业的快速发展，保护我国丰富的中医药资源，维持我国的中医药原创性优势，为我国的医药事业发展贡献力量。

中医药标准化工作自20世纪80年代开展以来，基本形成了以基础标准、技术标准、管理标准为主体的中医药标准化体系。中医药知识产权保护主要涉及专利、植物新品种、商标、地理标志、技术秘密、传统知识等方面。而中医药标准中的基础标准又多为传统医药知识，国际上在传统知识保护中多采用“国家主权”“知情同意”和“获益分享”3项基本原则。中药技术适合技术秘密予以保护，而中药材资源适合作为地理标志予以保护，也可以用证明商标、集体商标的方式保护。强制性国家标准如涉及专利，应由专利权人免费许可或者由国家标准化行政主管部门提请相关部门和专利权人共同协商专利处置。技术秘密持有者以专利方式保护，或由行业协会及行业标准联盟组织负责协调和补偿技术秘密持有人的损失。

目前，由于缺乏中医药专利申请的标准及指南，发达国家通过滥用知识产权保护对我国中医药知识产权不当占有，这与我国目前的世界地位、社会及经济发展水平极为不协调。因此，急需建立能够有效保护我国中医药知识产权并与我国国情相适应的中医药标准化规范体系，以利于中医药产业的健康发展。

一、中医药知识产权研究现状

随着社会发展、疾病谱改变、药源性疾病不断增多、健康观念转变，在世界范围内，回归自然、重视绿色传统医药产品已经成为潮流。传统医药的知识产权保护问题也倍受关注。中医药学源远流长，是中华民族灿烂文化、悠久历史和人民智慧的结晶，至今仍在保障人民健康、推动医学科学进步、促进经济社会发展和提升国家软实力中发挥着重要作用。在目前中医药产业国际化大背景下，中医药专利保护具有非常重要的意义。知识产权是人们对于自己智力活动创造的成果和经营管理活动中的标记、信誉依法享有的权利，也称为无形财产权、智力成果权、智慧财产权。知识产权制度是人类社会文明和进步的产物，是为了保护智力成果和推动社会科技与经济发展的客观需要而诞生的法律制度。

专利具有独占性、时间性、地域性及创新性的特点，大范围的专利称之为“基础专利”，在大范围之内选择的小范围专利或依赖于其他专利技术才能实施的专利，称之为“从属专利”。从属专利受到基础专利的控制，不经过基础专利权人许可实施从属专利也构成侵权。基础专利转化成产品时也受到从属专利的制约。专利与专利之间存在制约关系，更加有效地保护了原创发明者的利益。中医药专利保护范围主要包括中药复方、中药提取物、中药材及中药制剂等，亦涉及中药炮制品及其方法、药品有效成分的含量测定方法等工业上具有实用性的主题，如印度向中国提出的“使用色谱指纹图谱测定和鉴别植物或动物、天然或合成来源的提取物成分的方法”专利申请。

我国实施专利制度至今，涉及中草药的专利已连续多年居于各领域专利申请首位。我国的中医药专利申请大致经历了如下3个阶段：1985～1992年专利申请制度刚刚起步，当时大多数中医药机构及相关人员缺乏专利保护意识，且药品领域更多采用新药保护制度，方法专利保护力度较弱，尚属观望阶段。1993～2000年中草药和植物药专利申请处于发展阶段。《专利法》1993年第1次修改，给予药品发明专利保护，中医药专利申请数量增多，个人申请比例较大，多为个人医生祖传秘方等申请专利保护，职务发明数量增长较慢。此间对专利申请冲击最大的是药品领域的新药保护制度和《中药品种保护条例》。2001年后，我国中药专利申请进入新时期。加入WTO后，国内更注重对知识产权的保护，药品领域全面采用专利保护制度，极大地刺激了中医药专利申请的积极性。中药专利申请以产品和方法类型为主，在方法申请中，涉及特殊方法的仅为少数。

国外机构在我国中医药领域的专利申请以中药相关产品为主。美国在华中药领域专利申请原料来源广泛，欧洲草药、印度草药、南太平洋地区动植物、美国本土药用植物均在其中，中药专利申请在涉及原料来源的126件申请中，所占比重没有达到半数。美国国家补充替代医学中心的调查结果显示，美国民众最常用的天然产物前10名依次为紫锥花、人参、银杏叶、大蒜、葡萄提取物、贯叶连翘、薄荷、鱼油、姜、大豆，而且产品形式多为单味药提取物，并非中药领域常见的复方制剂。这表明，虽然美国草药市场日渐扩大，但中药产品尚未被美国市场真正接受，欧美草药仍占据着市场的主导地位。

二、中医药知识产权保护中存在的问题

1. 中医药处方的专利权保护方式存在一定局限性　中医药处方，涵盖中草药处方、中医针灸处方、中医推拿手法处方、中医外治疗法处方及中医养生指导处方等多方面内容，其遵循传统中医辨证施治原则，个体差异性很强，其与建立在西方文化基础上的现代知识产权保护体系在理念、方法等方面存在很大差异，中医药难以获得有效保护。因此，中医药的知识产权保护一直是中医学界与法学界争论的热点之一，而其中有关中医药处方是否适用著作权保护是比较突出的难点问题之一。

专利权源于中世纪特权，其本质是授予发明者对其发明依法享有的垄断权，是最有效的知识产权保护方式。目前，世界各国对于西药药品发明的保护，主要采取专利保护形式。然而，对于中医药处方而言，由于其特有的传统性、经验性、开放性及公有性等特点，大多难以达到专利的三性标准要求，专利保护大多不适用于中医药，原因概括如下：第一，不同于西药新药多为化学结构式确定的单方药，西药新药多为化学结构明确的单方药，专利保护范围明确具体，中药处方大多为复方，其配方侵权极难认定，救济乏术，其适用专利保护很难。第二，中药处方的专利申请风险较大。由于专利授权采取早期公开、延迟审查的方式，中药处方一旦公开，他人就有可能从处方中提取活性成分制成新药，而现行专利法却对此无能为力，权利人无法维权，加上中药专利审批周期长，申请成本高，专利保护期却相对较短等因素，使专利方式难以有效保护中药处方。第三，从医药的公益性考虑，现行的专利法明确规定“疾病的诊断和治疗方法”不能取得专利。因此，作为中医药处方重要内容的针灸、推拿、养生、正骨等传统中医疗法及理论，均不能获得专利法保护。

现在的 TRIPs 协议对中药保护缺乏具体的规则，以至于很多发达国家盗用或者廉价利用发展中国家拥有的宝贵遗传资源，而我国的中药技术以及由其生产的药物资源就是其中之一。美国的处方药中有近 20% 来源于对相关传统医药的研究，但由于近几年对外合作交流研究领域的日益扩大，我国生物物种资源的输出和引进也处于十分严峻的状态。面对生物资源严重流失的问题，我国虽然在一些规章中提到了“知情同意”“利益分享”等原则，但是还没有就生物资源来源和知情同意等问题做出明确的主张，也没有一个法律能够明确违反义务的法律后

果。作为一个拥有多种生物资源的大国，如果不尽快建立相关制度加以保护，就会使许多发达国家趁机肆意掠夺我们的宝贵资源，而相对有效的方法就是在专利法中增加专利来源披露制度。

商业秘密保护是目前中医药保护中最常用的方法，其优点是没有保护时间限制，对于经济利益较高的中药配方及生产工艺而言，是最重要的保护手段。商业秘密是指不为公众所知悉，能为权利人带来经济利益，具有实用性，并经权利人采取保密措施的技术信息和经营信息。然而，该机制也存在一些问题：①必须采取有效的保密措施，技术要求高、维护成本高，对于数量众多的中药验方、特色中医疗法保护而言，难以充分发挥保护作用，只适用于少量完成成果转化的中医药资源保护；②保护模式不适用于中医药信息的共享交流，不利于中医药科技的开发与创新，违背了医药造福于民的公益性宗旨；③商业秘密保护不能禁止他人以反向工程破译等合法手段了解和使用同样技术，一旦技术秘密被破解，权利人的侵权救济难以实现。因此，采用商业秘密保护中医药处方的方式也存在不足，需要与其他知识产权保护方式相结合应用。

2. 国外对传统药物的不当占有问题　从世界范围来看，传统医药的知识产权法律保护问题从 20 世纪 70 年代被提出至今，仍未得到很好的解决，大多被发达国家无偿使用，甚至被发达国家利用技术及资金优势通过申请相关专利而不当占有。在中药国际化的实践过程中，我国中医药现代化、国家化的战略目标经过二十多年的努力，最终的结果却是中国目前沦为了日本、韩国、德国、美国等发达国家的中药生产基地，国内、国际市场逐渐被瓜分、蚕食。由于中药领域缺乏国际普遍承认的标准体系，国外以西药为基础制定了严格的药品审查、注册标准等名目繁多的技术性贸易壁垒将作为药品的中药拒之门外。外国制药企业和研究所却大肆掠夺中药配方、技术，经过提取、加工后申请专利，在国际市场销售，甚至返销中国，我国的中医药相关知识产权正在大量流失，再不尽快采取有效措施，中药这一我国具有大量自主知识产权的传统药物，竞争优势将丧失殆尽。

究其原因，中药国际化困境最主要是由于中药标准化的迟滞和知识产权保护不力造成的。生物技术和计算机技术的高度发展以及全球经济的一体化，导致了越来越多的发达国家利用高新技术不当占有发展中国家以及贫困地区的各种传统医药资源的现象。而发展中国家和地区只有有限的方法发现其资源被美国商业企业不合理地申请专利，而它们仅在专利权被授予之后才有机会阅读专利申请文件。除了信息来源问题外，再审程序的适用范围也很窄，而且它只考虑新近被发现的公知技术专利以及公开发行的出版物。知识产权的保护与权利行使，目的应在于促进技术的革新、技术的转让与技术的传播，以有利于社会及经济福利的方式促进技术知识的生产者与使用者互利，并促进权利与义务的平衡。利用传统医药申请专利的行为不仅没有促进技术的创新，更像是一种在合法的外衣下，非法侵占传统医药的行为。同时，传统医药的传承性和经验性等特征决定了传统医药领域的个人成果与集体成果之间很难清晰划界，从而增加了确定被侵权主体的难度，导致侵权行为的高度技术性和被侵权主体的不确定性。

1980 年，日本以我国 210 个古方为基础，开发医疗用药，促使其“汉方制剂”工业迅速发展；1994 年，其国内销售额达到 1500 亿日元，其中仿制我国“六神丸”开发的“救心丸”一项的年销售额就超过 1 亿美元；2009 年，日本 80% 的中药原材料向中国廉价购买，总额达 1.05 亿美元，经本国药厂加工为中成药后，再转销中国及国际市场，从中赚取了高额的商品附加值。同时，日本厚生省要求生产张仲景 210 个处方内的药品时，配方设计要规格化，即在一定条件下把原方汤剂定为“标准汤剂”，进行处方设计时，须保持与这个“标准汤剂”的同等性；规定从处方中挑选出两种以上且能表现出其特性的成分作为“指标成分”，作为证明同等性的指标。“标准汤剂”的工艺要求十分严格，如对生药选择、粉碎细度、升温速度、提取次数、浓缩方式、干燥方法等都有详细规定。

韩国仿制我国的“牛黄清心丸”，年产值超过 0.7 亿美元。据统计，目前全球已有 124 个国家的 170 多家公司、40 多个团体致力于中草药的开发研制。仅日本、韩国两国已抢占国际中成药市场 70% 以上的份额，并向我国出口“洋中药”。此外，美国、德国等国也凭借其先进的中药加工技术优势，将中国出口的中药材加工成高附加值的成品药，进行高价返销。上述诸国已基本垄断了国际中成药市场。这种低附加值原材料及提取物出口、高附加值商品回销的贸易状态，使我国作为中医药大国处于非常尴尬的境地。

1993 年，美国密西西比大学医疗中心向美国专利与商标局申请名为“在创伤治疗中姜黄的应用”的专利并获批。印度科学和产业研究理事会于 1996 年 10 月 28 日以该专利中要求保护的发明与现有技术相比缺乏新颖性为由请求美国专利与商标局再审，基于印度科学和产业研究理事会提供的 32 份参考文献，促使美国专利与商标局最终撤销了该专利。事实上，姜黄治疗外科创伤或溃疡在印度已经使用了千百年，我国的《本草纲目》及《新修本草》亦早有记载，早已落入公共领域。该事件促使印度政府加强了传统医药体系的电子文献化，并且选择了

160 种药用植物进行深入研究并对它们的疗效进行文献化。

为工业化社会制度量身设计的知识产权制度在适用于传统医药保护时，很难实现其既促进知识创新又维护社会分配正义的初衷。对于传统医药保护的诸多争论，其本质是对利益分配公正性的追求。目前所有的知识产权多边条约，如巴黎公约、伯尔尼公约、TRIPs 协议等虽然规定了知识产权保护的最低标准，但未能规定一个大家普遍接受的知识产权侵权标准：在一个国家被认定侵权的行为，在另外一个国家则可能是合法行为。因而，知识产权侵权判定完全是国内法所解决的问题。在英国、美国等国不断推广其法律标准和法律文化的今天，有待继续探讨的问题还有许多，例如：外国使用中国特有的中药产品是否应该规定某种形式的特许权或许可权？如何使外国民众认识到中药原始发明者所做的贡献，至少是中国的贡献？如何分配源于传统医药所获得的利益，从而使国家或当地居民获得补偿？因此，中药标准化与知识产权战略被作为中药产业发展的两大基石而越来越受到人们的重视。有效地运用法律手段维护中医药学宝库不被他人不当占有是一个亟待解决的重要问题，急需建立相关标准以保护中医药的原创性价值。加强与完善中医药知识产权保护已成为我国法律界与中医药界的紧迫任务。

三、中药标准化与中药知识产权保护相结合的必要性

专利保护属法律保护，是中医药知识产权保护的重要形式，也是最有效的方式之一。根据我国现行专利法的规定，中药处方、生产方法、医药器械等均可以得到保护。中医药专利保护不仅有利于中医药的研究开发和市场竞争，而且还能推动中药研究的不断创新。因此，充分利用专利制度对中药知识产权进行合理保护具有重要的实际应用价值，有利于传统中医药资源的保护及合理利用，更好地服务于人类健康并做出积极贡献。

随着日本、韩国、东南亚、欧洲的“洋中药”大举进入中国市场，中药知识产权保护迫在眉睫。日本企业历来重视专利保护战略的运用。目前，日本在中药制药的某些领域已占据领先地位，这与日本药品专利制度的建立推动了日本药业的发展有关，更与日本医药企业建立了系统完善的专利战略具有密切关系。在知识产权保护中，印度政府注重平衡知识产权所有者和公众间的利益，注重运用知识产权制度的调整促进国内相关产业的发展。

有研究表明，国家标准的累计数量与专利受理数量、专利授权数量之间存在着较强的正相关关系。产学研联盟有利于中药行业内标准的制定及中药领域专利

池的构建。中药产学研联盟通过合作创新，提高专利申报的质量与增大专利申报的数量，在此基础之上筛选核心专利，选择实力相当的企业或联盟构建专利池并逐步形成该领域的标准，实现创新专利化，专利标准化，标准许可化。随着中医药领域技术创新与竞争的加剧，中药标准的制定需要与中药发展的速度一致，甚至超过中医药发展的速度。因而，将中药标准开发体系作为创新体系建设的一个有机组成部分，使中药标准开发体系与中药创新研发体系成为一个有机整体，才能够引领中医药创新。无论是中药标准利益相关者之间的横向协调，还是技术标准形成过程中的纵向协调，形成完好的界面接口，目的都是要最大程度地整合资源，提高中药创新效率，提升中药领域的国际竞争力。产学研联盟所富集的不同职能部门能够实现各环节之间的自组织协作，减少技术创新与标准形成过程中的效率损失，发挥最佳的整体功效。

随着“洋中药”抢滩中国市场的加剧，中医药知识产权保护成为捍卫本土市场的重要武器。中医药院校、科研院所、中药企业强强联合，优势互补结成中药产学研联盟，整合人才、技术、资金等多方面优势，在拓展科研创新、开发中药新药的同时，提高中药领域专利申报的质量与数量，促进专利转化，在加强中药新药专利保护的基础上促成中药商标、标识、商业秘密等各领域的知识产权保护，从而应对西方国家对中国发起的抢占中药国际市场的挑战。因此，积极建立中医药相关标准，包括技术标准和中医药管理体制中的标准化，是保护我国中医药原创优势的有力措施，逐步使标准成熟化，保证标准的开放性，确保上下游中医药企业能够依据此标准进行该类中医药品种的生产，使该标准影响整个中医药产业，促进中医药领域先进技术的迅速扩散。

作为中医药现代化、国际化的重要组成部分，中医药标准化为中医药能获得知识产权保护提供了良好的技术参照规范，而中医药获得知识产权保护后有利于中药标准化体系的建立、完善、认可及进一步推行，有利于提升中医药在世界主流医药界的地位，它们分别是中医药产业现代化发展的技术支持和法律保障基础，具有相辅相成、互相促进的作用。

四、加强中医药知识产权保护的措施和建议

中医药新方法结合新产品的研发与申请专利保护密不可分。在寻求专利的法律保护时，应注意以下两方面：①单纯的中药处方是不能获得专利保护的，申请专利保护的应是可进行工业化生产的中成药产品。②把握申请专利的时机。我国

专利制度采用先申请制，即专利权属于先申请人。因此，推迟申请很可能由于已被其他人占先或发明已被公开等原因而丧失专利权。中医药秘方秘技转让开发，是中医药处方著作权中的一项重要权利，由于大多数中医药秘方秘技并不能作为专利，目前大多以商业秘密的形式进行转让，若将中医药处方作为著作权保护，转让获益权利将是其主要的财产权内容。因此，中医药处方与计算机软件在著作权保护的主体、客体及著作权人权利等多方面存在相似性、可比性，由此推论，中医药处方保护可以借鉴计算机软件的著作权保护模式。

目前，我国医药企业资金与科技实力均相对较弱，我们应借鉴国际医药专利战略的成功经验，利用专利战略促进中医药技术创新和技术进步，不断完善中医药行业的各项标准，对其内容进行细化及量化，增强其客观依据，具有实用性，使其在国际交流中充分发挥标准的衡量及指南作用，在应用中不断完善和发展，使其在中医药的国际交流及贸易中发挥应有的指南作用，提高其影响力，逐步增强中医药产业在国内外市场中的实力和竞争力。

实施专利战略应注意以下几方面内容：①增强专利保护意识，培养专利战略思维。在市场竞争中，一个企业没有专利战略，就不会有成功的市场营销战略和研发战略。将研究开发、专利保护与生产经营相结合，近期目标与中长期目标相结合，基础研究与应用研究相结合，制订整体战略计划，建立专利战略体。②适当引进先进技术，在消化吸收中进行创新。但这种引进不应是单纯引进的方式，而应该对引进技术进行消化吸收，实施技术创新战略，借鉴日本专利战略经验适时开发外围专利技术，及时获得法律保护，最终达到“以小致大”的目的。③提高企业技术水平，大力增加研究开发投入。我国企业目前的科技力量比较薄弱，一个很重要的方面就是企业科技人员少。我国应进一步深化科技体制改革，大力增强企业科技实力，并通过多种措施和渠道增加科研经费投入。④申请海外专利，争取海外市场。我国中药申请国外专利的还很少。随着国际市场上对天然药物、植物药的日益重视和推崇，很多国家都在研究“洋中药”。抢夺国外市场的最有力武器就是专利先行，因此，我国医药企业必须尽快着手策划国际专利战略，以在国际市场的竞争中争得一席之地。⑤提高专利实施率。专利实施是促进专利技术商品化的关键，企业应分析原因，积极应对，努力提高专利实施率。⑥健全专利管理机构和专利文献档案，配备专利管理人员。专利工作与专利管理包含的，主要是围绕有关专利技术开发、专利申请、对员工的发明奖励、专利权的归属、专利权的运用、专利纠纷处理等内容。组织保障是实施专利战略的基础。⑦寻求与日本医药企业合作机会，学习借鉴其先进经验。对已经拥有自主知识产权的成果，应积极寻求与日本药业的合作，在推广自己产品的同时也吸收对方先进的经验。通过这样的合作，我们可以学习借鉴到日本制药企业先进的制药技术、严格的临床验证及审核程序，从而积累经验，为今后打入日本汉方药市场做充足准备。

五、建立中医药相关专利标准化体系，夯实中医药资源保护基础

中医药是我国优秀传统文化的重要组成部分，是迄今为止全世界范围内体系保存最完善的一门传统医学。保护好我国的中医药知识产权，是推动我国中医药事业发展的重要措施，也是推动中医药走向世界的基本保证，也是防御西方"文化入侵"、维护国家文化主权的重要国家战略。协同发展中医药标准化与知识产权战略，有助于引导我国中医药行业及早制定合适的相关标准与知识产权战略，具有一定的现实指导意义。

标准是对重复性事物或概念所做的统一规定，它以科学、技术和实践经验的综合成果为基础，经有关方面协商一致，由主管部门批准，以特定形式发布，作为共同遵守的准则和依据。与之对应的，在经济、技术、科学及管理等社会实践中，对重复性事物和概念通过制定、发布和实施标准，达到统一，以获得最佳秩序和社会效益的活动，则相应的称之为标准化。标准化战略可以分为不同的层级。国家标准化战略是国家对标准化战略的整体部署，是国家制定的一定历史时期内重大的、全局性的标准化方针、政策和任务。产业标准化战略是指政府或企业有意识制定的促进技术标准形成和扩散的相关政策及措施，旨在使本国产业和企业在技术标准竞争中取得有利地位。企业标准化主要是在工业企业的生产、经营、管理中开展标准的制定、实施和监督的活动。一些国际组织和发达国家先后制定了标准化战略。

中国积极关注中医药标准化中的知识产权问题，主要表现在：政府多次召开会议讨论中医药标准与知识产权相关问题，各界学者积极关注中医药标准与知识产权相关问题，中药企业积极构建中医药标准与知识产权战略雏形。2007 年 8 月 27 日，国家知识产权局复审委召开《药品标准与专利审查业务研讨会》，讨论解决复审、无效程序中遇到的有关药品标准类证据的热点、难点问题。会议讨论主要议题为：专利法意义上的现有技术；药品标准类证据的公开性问题；药品标准如何与专利链接；中药专利审查问题；如何判定药品标准是否公开；如何确定药品标准的公开日期等问题。2008 年 7 月 22 日，CFDA 注册司召开《中药药品标准信息公开专题讨论会》，讨论贯彻《政府信息公开条例》，做好中药药品管理工

作。会议讨论主要议题为：中药药品标准收载内容、发布方式及范围；中药药品标准处方、制法项内容信息公开程度；从药品监管和保证患者权益角度，必须公开哪些内容；标准公开的内容是否损害企业权益；中药新药多家品种与独家品种的药品标准如何区别公开；国家药品标准与药品注册标准如何区别公开。2009 年 2 月 2 日，《国家知识产权局 2009 年工作要点》指出：推动制定和完善将专利纳入标准的政策。2009 年 4 月 21 日，国家知识产权局发布《2009 中国保护知识产权行动计划》，计划拟加快标准与知识产权相关问题的研究，加快出台《国家标准涉及专利的（暂行）规定》，开展对工业企业的“应对标准与知识产权问题”培训。

目前，我国已具备中药标准化与知识产权战略协同发展的条件，已产生两大战略协同发展的主观要求，体现在学术界和企业界专家学者的学术争鸣和政府对相关产业政策进行的有意探讨。而中医药标准体系的构建与完善是两大战略协同发展的客观基础，中医药知识产权的原始积累是两大战略协同发展的客观要求。张建武等提出了促进中药标准化与知识产权战略协同发展的一大战略思想，三大基本原则，五大角色定位和九大应对策略。其中一大战略思想为中药标准化与知识产权战略协同发展，是指在结构与功能、时间与空间上，实现中药标准化与知识产权战略的相关政策相互衔接、相互补充、相互制约、相互协调，努力减少两者之间的冲突，促进两者的有机融合，使两者达到统一与和谐、协调与同步发展，从而共同促进中药产业的持续、健康发展。三大基本原则包括平衡各方利益、尊重知识产权、保证标准实施。五大角色定位包括中药标准化与知识产权战略协同发展，必须充分发挥企业的主体地位，发挥政府的引导职能，发挥行业协会的协调职能，发挥市场的驱动作用，发挥公众的监督作用。九大应对策略包括：①构建基于知识产权的中药标准形成机制；②构建中药标准化战略中的知识产权信息披露制度；③构建中药标准化战略中的知识产权许可制度；④构建基于知识产权的中药标准提高激励机制；⑤构建中药标准化与知识产权战略的利益协调机制；⑥构建基于技术标准与知识产权的中药贸易壁垒体系；⑦构建基于技术标准和知识产权的中药技术创新战略；⑧组建基于技术标准和知识产权的“中药技术标准联盟”；⑨构建中药企业标准化与知识产权战略协同发展模式。

中医药处方作为中医药学中最主要的核心内容，其知识产权保护问题具有重要研究价值。中医药处方与现代信息社会中的开源性计算机软件所具有的开放性、交互性等特点具有很多相近之处，因此，借鉴计算机软件的知识产权保护模式也可以为中医药处方的著作权保护问题提供良好的思路。中医药处方作为传统文化的重要内容，其特点不同于现代医学，中医药的著作权保护，应该遵循传统文化的特征，中医药处方作为一种特殊的传统知识，可以借鉴信息软件在网络环境下对独创性的要求有所减弱的可行性，对于那些确有疗效、药味组成或治疗方法相对稳定的临床处方，实行“有限著作权”等特殊的保护措施。所谓“特殊保护制度”，是相关国际组织针对现行的知识产权无法给予传统知识完善保护的现状而提出的，是针对现有法律不能完善解决的客体而设立，例如植物新品种权、集成电路和电路布局设计权等。“有限著作权”，是一种介于专有权和补偿权之间，具有一定专属性，但在权利内容、权利取得及行使等诸多方面又不同于传统知识产权的“新型权利”。

针对中医药处方作为一种造福人类健康的重要手段，其自身具有较高的社会公益性等特征，参照信息软件的保护制度，相应调整降低中医药处方的著作权认定要求及著作权人权利，通过以下方面实施保护措施：①对于中医药处方的著作权主体认定，针对中医药处方特有的开放性与公有性的特征，适当合理降低认定标准，按照其来源，如古书记载的传统方、来自民间的验方或祖传秘方、个人经验方及医疗机构内部的协定方等，建立处方的分级管理与登记注册制度，承认集体著作权。②对于中医药处方的独创性标准，通过设立第三方专业机构或组织，根据中医传统理论或结合现代医学标准，认证其与在先中医药处方在处方组成、治疗原则、适应证变化等方面的实质性或明显性差异，结合登记在先原则，从而判定其独创性。③适当调整著作权人权利，删减出租权、发行权等内容，相对弱化其财产权，允许他人的合理使用，确保中医药处方造福于民的公益性。总之，通过实行“有限著作权”等“特殊保护制度”，在不违背现行知识产权保护宗旨的前提下，充分尊重中医药的传统特点，积极推动中医药的保护与发展。同时，对于申请注册登记的中医药处方，可以通过实行著作权与商业秘密相结合的保护，从而从源头有效控制我国中医药资源的流失；而对于未申请注册的中医药处方，则可视为普通处方，无需特殊保护，从而避免无谓的社会资源浪费。

综上所述，要让已成为主流医学的西医学客观公正地评价中医药学的学术价值，要让西方社会承认中医药的知识产权，作为中医药发源地的我国，首先自身需要建立一套能够为医药界所承认的可评价体系——中医药标准化体系，包括中医药基础理论标准化、中医文献整理标准化、中医辨证分型标准化、中医治疗体系及疗效评估体系标准化、中药生产加工制作标准化等。其与中医药知识数据库建设等中医药知识产权保护手段相结合，有利于积极推动中医药知识产权的有效保护和国际化。

参考文献

[1] 桑滨生，杨海丰，余海洋，等. 中医药标准化发展回顾与思考［J］. 中医药管理杂志，2009，17（8）：675–679.

[2] 陆烨鑫. 基于国际专利数据的中药相关专利国内外比较分析［D］. 北京：中国中医科学院，2014.

[3] 杨健. 知识产权国际法治探究［D］. 长春：吉林大学，2013.

[4] 梅智胜，肖诗鹰，黄璐琦，等. 中药专利保护相关问题的探讨［J］. 国外医学（中医中药分册），2005，27（5）：259–262.

[5] 吴小璐. 中药复方专利保护策略研究［D］. 北京：中国中医科学院，2005.

[6] 高佳，杜仲燕，李东成，等. 中医药在美国的生存概况分析［J］. 药物生物技术，2013，20（2）：186–188.

[7] 郭德海，肖诗鹰，刘铜华，等. 美国在华中药领域专利分析［J］. 中国中医药信息杂志，2008，11：1–2，92.

[8] 竺炯. 中医药处方适用著作权保护的可行性研究［D］. 上海：上海交通大学，2012.

[9] 崔丽云. 现代中药专利保护研究［D］. 大连：大连理工大学，2008.

[10] 吴超. TRIPs 协议下我国中药专利保护问题研究［D］. 哈尔滨：哈尔滨工程大学，2009.

[11] 吴明. 商业秘密及其法律保护［D］. 合肥：安徽大学，2003.

[12] 赵鸿. 专利保护下的中药国际化途径研究［D］. 扬州：扬州大学，2014.

[13] 李光耀. 基于研发和市场的中药现代化战略研究［D］. 沈阳：沈阳药科大学，2011.

[14] 邵辰杰. 中药注册制度比较与完善研究［D］. 南京：南京中医药大学，2014.

[15] 李博仑. 我国中药专利保护问题研究［D］. 泉州：华侨大学，2014.

[16] 游云，肖诗鹰，刘铜华. 试从姜黄专利案分析对传统药物的不当占有问题［J］. 中国中药杂志，2005，30（20）：74–76.

[17] 董丽丽. 国外天然药物发展概况及其对我国中药现代化的借鉴意义［D］. 沈阳：沈阳药科大学，2005.

[18] 张妍. 论我国中药产品知识产权的法律保护［D］. 长春：吉林大学，2007.

［19］苏敏 . 知识产权视野下的传统医药保护［D］. 北京：北京理工大学，2015.

［20］刘寨华，唐丹丽，张华敏 . 我国中医药知识产权保护的现状及意义［J］. 中国中医基础医学杂志，2010，10：931-933.

［21］郑利 . 当前我国中药产业的发展战略研究［D］. 成都：西南财经大学，2002.

［22］李丽君 . 技术标准与专利融合发展研究［J］. 现代财经，2007，9（27）：33-38.

［23］杨旭杰，肖诗鹰，刘铜华，等 . 中药产学研联盟促成中药专利保护的优势及方法探析［J］. 中华中医药杂志，2010，25（12）：2232-2236.

［24］张韵君 . 基于专利战略的企业技术创新研究［D］. 武汉：武汉大学，2014.

［25］张建武 . 中药标准化与知识产权战略的协同发展研究［D］. 北京：北京中医药大学，2010.

［26］《中医药标准化知识简明读本》编写组 . 中医药标准化知识简明读本［M］. 北京：中国中医药出版社，2013.

［27］李振吉 . 中医标准体系构建研究［M］. 北京：中国中医药出版社，2010：78-114.

［28］麦绿波 . 标准体系的内涵和价值特性［J］. 国防技术基础，2010（12）：3-7.

［29］常凯，王茂，马红敏，等 . 中医药标准体系表研究［J］. 中医杂志，2014，55（2）：95-98.

［30］中华人民共和国国家质量监督检验检疫总局，中国国家标准化管理委员会 . 标准体系表编制原则和要求（GB/T13016-2009），2009.

［31］桑滨生，邓文萍，卢传坚 . 中医药标准化概论［M］. 北京：中国中医药出版社，2013.

［32］白殿一 . 标准的编写［M］. 北京：中国标准出版社，2009.

［33］任冠华，魏宏，刘碧松，等 . 标准适用性评价指标体系研究［J］. 世界标准化与质量管理，2005（3）：15-18.

［34］谢利民，王文岳 .《临床指南研究与评价系统Ⅱ》简介［J］. 中西医结合学报，2012，10（2）：160-165.

［35］王忠敏 . 标准化基础知识实用教程［M］. 北京：中国标准出版社，2010.

［36］吕爱平，王燕平，韩学杰 . 中医药国际标准制定指南［M］. 北京：中国中医药出版社，2015.

附录一　深化标准化工作改革方案

国发〔2015〕13 号

为落实《中共中央关于全面深化改革若干重大问题的决定》《国务院机构改革和职能转变方案》和《国务院关于促进市场公平竞争维护市场正常秩序的若干意见》（国发〔2014〕20 号）关于深化标准化工作改革、加强技术标准体系建设的有关要求，制定本改革方案。

一、改革的必要性和紧迫性

党中央、国务院高度重视标准化工作，2001 年成立国家标准化管理委员会，强化标准化工作的统一管理。在各部门、各地方共同努力下，我国标准化事业得到快速发展。截至目前，国家标准、行业标准和地方标准总数达到 10 万项，覆盖一二三产业和社会事业各领域的标准体系基本形成。我国相继成为国际标准化组织（ISO）、国际电工委员会（IEC）常任理事国及国际电信联盟（ITU）理事国，我国专家担任 ISO 主席、IEC 副主席、ITU 秘书长等一系列重要职务，主导制定国际标准的数量逐年增加。标准化在保障产品质量安全、促进产业转型升级和经济提质增效、服务外交外贸等方面起着越来越重要的作用。但是，从我国经济社会发展日益增长的需求来看，现行标准体系和标准化管理体制已不能适应社会主义市场经济发展的需要，甚至在一定程度上影响了经济社会发展。

*一是标准缺失老化滞后，难以满足经济提质增效升级的需求。*现代农业和服务业标准仍然很少，社会管理和公共服务标准刚刚起步，即使在标准相对完备的工业领域，标准缺失现象也不同程度存在。特别是当前节能降耗、新型城镇化、信息化和工业化融合、电子商务、商贸物流等领域对标准的需求十分旺盛，但标准供给仍有较大缺口。我国国家标准制定周期平均为 3 年，远远落后于产业快速发展的需要。标准更新速度缓慢，“标龄”高出德、美、英、日等发达国家 1 倍以上。标准整体水平不高，难以支撑经济转型升级。我国主导制定的国际标准仅占国际标准总数的 0.5%，“中国标准”在国际上认可度不高。

*二是标准交叉重复矛盾，不利于统一市场体系的建立。*标准是生产经营活动

的依据，是重要的市场规则，必须增强统一性和权威性。目前，现行国家标准、行业标准、地方标准中仅名称相同的就有近2000项，有些标准技术指标不一致甚至冲突，既造成企业执行标准困难，也造成政府部门制定标准的资源浪费和执法尺度不一。特别是强制性标准涉及健康安全环保，但是制定主体多，28个部门和31个省（区、市）制定发布强制性行业标准和地方标准；数量庞大，强制性国家、行业、地方三级标准万余项，缺乏强有力的组织协调，交叉重复矛盾难以避免。

三是标准体系不够合理，不适应社会主义市场经济发展的要求。国家标准、行业标准、地方标准均由政府主导制定，且70%为一般性产品和服务标准，这些标准中许多应由市场主体遵循市场规律制定。而国际上通行的团体标准在我国没有法律地位，市场自主制定、快速反映需求的标准不能有效供给。即使是企业自己制定、内部使用的企业标准，也要到政府部门履行备案甚至审查性备案，企业能动性受到抑制，缺乏创新和竞争力。

四是标准化协调推进机制不完善，制约了标准化管理效能提升。标准反映各方共同利益，各类标准之间需要衔接配套。很多标准技术面广、产业链长，特别是一些标准涉及部门多、相关方立场不一致，协调难度大，由于缺乏权威、高效的标准化协调推进机制，越重要的标准越“难产”。有的标准实施效果不明显，相关配套政策措施不到位，尚未形成多部门协同推动标准实施的工作格局。

造成这些问题的根本原因是现行标准体系和标准化管理体制是20世纪80年代确立的，政府与市场的角色错位，市场主体活力未能充分发挥，既阻碍了标准化工作的有效开展，又影响了标准化作用的发挥，必须切实转变政府标准化管理职能，深化标准化工作改革。

二、改革的总体要求

标准化工作改革，要紧紧围绕使市场在资源配置中起决定性作用和更好发挥政府作用，着力解决标准体系不完善、管理体制不顺畅、与社会主义市场经济发展不适应问题，改革标准体系和标准化管理体制，改进标准制定工作机制，强化标准的实施与监督，更好发挥标准化在推进国家治理体系和治理能力现代化中的基础性、战略性作用，促进经济持续健康发展和社会全面进步。

改革的基本原则：一是坚持简政放权、放管结合。把该放的放开放到位，培育发展团体标准，放开搞活企业标准，激发市场主体活力；把该管的管住管好，强化强制性标准管理，保证公益类推荐性标准的基本供给。二是坚持国际接轨、适合国情。借鉴发达国家标准化管理的先进经验和做法，结合我国发展实际，建立完善具有中国特色的标准体系和标准化管理体制。三是坚持统一管理、分工负责。既发挥好国务院标准化主管部门的综合协调职责，又充分发挥国务院各部门在相关领域内标准制定、实施及监督的作用。四是坚持依法行政、统筹推进。加快标准化法治建设，做好标准化重大改革与标准化法律法规修改完善的有机衔接；合理统筹改革优先领域、关键环节和实施步骤，通过市场自主制定标准的增量带动现行标准的存量改革。

改革的总体目标：建立政府主导制定的标准与市场自主制定的标准协同发展、协调配套的新型标准体系，健全统一协调、运行高效、政府与市场共治的标准化管理体制，形成政府引导、市场驱动、社会参与、协同推进的标准化工作格局，有效支撑统一市场体系建设，让标准成为对质量的“硬约束”，推动中国经济迈向中高端水平。

三、改革措施

通过改革，把政府单一供给的现行标准体系，转变为由政府主导制定的标准和市场自主制定的标准共同构成的新型标准体系。政府主导制定的标准由6类整合精简为4类，分别是强制性国家标准和推荐性国家标准、推荐性行业标准、推荐性地方标准；市场自主制定的标准分为团体标准和企业标准。政府主导制定的标准侧重于保基本，市场自主制定的标准侧重于提高竞争力。同时建立完善与新型标准体系配套的标准化管理体制。

（一）建立高效权威的标准化统筹协调机制。建立由国务院领导同志为召集人、各有关部门负责同志组成的国务院标准化协调推进机制，统筹标准化重大改革，研究标准化重大政策，对跨部门跨领域、存在重大争议标准的制定和实施进行协调。国务院标准化协调推进机制日常工作由国务院标准化主管部门承担。

（二）整合精简强制性标准。在标准体系上，逐步将现行强制性国家标准、行业标准和地方标准整合为强制性国家标准。在标准范围上，将强制性国家标准严格限定在保障人身健康和生命财产安全、国家安全、生态环境安全和满足社会经济管理基本要求的范围之内。在标准管理上，国务院各有关部门负责强制性国家标准项目提出、组织起草、征求意见、技术审查、组织实施和监督；国务院标准化主管部门负责强制性国家标准的统一立项和编号，并按照世界贸易组织规则开展对外通报；强制性国家标准由国务院批准发布或授权批准发布。强化依据强制性国家标准开展监督检查和行政执法。免费向社会公开强制性国家标准文本。建立强制性国家标准实施情况统计分析报告制度。

法律法规对标准制定另有规定的，按现行法律法规执行。环境保护、工程建设、医药卫生强制性国家标准、强制性行业标准和强制性地方标准，按现有模式管理。安全生产、公安、税务标准暂按现有模式管理。核、航天等涉及国家安全和秘密的军工领域行业标准，由国务院国防科技工业主管部门负责管理。

（三）优化完善推荐性标准。在标准体系上，进一步优化推荐性国家标准、行业标准、地方标准体系结构，推动向政府职责范围内的公益类标准过渡，逐步缩减现有推荐性标准的数量和规模。在标准范围上，合理界定各层级、各领域推荐性标准的制定范围，推荐性国家标准重点制定基础通用、与强制性国家标准配套的标准；推荐性行业标准重点制定本行业领域的重要产品、工程技术、服务和行业管理标准；推荐性地方标准可制定满足地方自然条件、民族风俗习惯的特殊技术要求。在标准管理上，国务院标准化主管部门、国务院各有关部门和地方政府标准化主管部门分别负责统筹管理推荐性国家标准、行业标准和地方标准制修订工作。充分运用信息化手段，建立制修订全过程信息公开和共享平台，强化制修订流程中的信息共享、社会监督和自查自纠，有效避免推荐性国家标准、行业标准、地方标准在立项、制定过程中的交叉重复矛盾。简化制修订程序，提高审批效率，缩短制修订周期。推动免费向社会公开公益类推荐性标准文本。建立标准实施信息反馈和评估机制，及时开展标准复审和维护更新，有效解决标准缺失滞后老化问题。加强标准化技术委员会管理，提高广泛性、代表性，保证标准制定的科学性、公正性。

（四）培育发展团体标准。在标准制定主体上，鼓励具备相应能力的学会、协会、商会、联合会等社会组织和产业技术联盟协调相关市场主体共同制定满足市场和创新需要的标准，供市场自愿选用，增加标准的有效供给。在标准管理上，对团体标准不设行政许可，由社会组织和产业技术联盟自主制定发布，通过市场竞争优胜劣汰。国务院标准化主管部门会同国务院有关部门制定团体标准发展指导意见和标准化良好行为规范，对团体标准进行必要的规范、引导和监督。在工作推进上，选择市场化程度高、技术创新活跃、产品类标准较多的领域，先行开展团体标准试点工作。支持专利融入团体标准，推动技术进步。

（五）放开搞活企业标准。企业根据需要自主制定、实施企业标准。鼓励企业制定高于国家标准、行业标准、地方标准，具有竞争力的企业标准。建立企业产品和服务标准自我声明公开和监督制度，逐步取消政府对企业产品标准的备案管理，落实企业标准化主体责任。鼓励标准化专业机构对企业公开的标准开展比对和评价，强化社会监督。

（六）提高标准国际化水平。鼓励社会组织和产业技术联盟、企业积极参与国际标准化活动，争取承担更多国际标准组织技术机构和领导职务，增强话语权。加大国际标准跟踪、评估和转化力度，加强中国标准外文版翻译出版工作，推动与主要贸易国之间的标准互认，推进优势、特色领域标准国际化，创建中国标准品牌。结合海外工程承包、重大装备设备出口和对外援建，推广中国标准，以中国标准"走出去"带动我国产品、技术、装备、服务"走出去"。进一步放宽外资企业参与中国标准的制定。

四、组织实施

坚持整体推进与分步实施相结合，按照逐步调整、不断完善的方法，协同有序推进各项改革任务。标准化工作改革分三个阶段实施。

（一）第一阶段（2015–2016 年），积极推进改革试点工作。

——加快推进《中华人民共和国标准化法》修订工作，提出法律修正案，确保改革于法有据。修订完善相关规章制度。（2016 年 6 月底前完成）

——国务院标准化主管部门会同国务院各有关部门及地方政府标准化主管部门，对现行国家标准、行业标准、地方标准进行全面清理，集中开展滞后老化标准的复审和修订，解决标准缺失、矛盾交叉等问题。（2016 年 12 月底前完成）

——优化标准立项和审批程序，缩短标准制定周期。改进推荐性行业和地方标准备案制度，加强标准制定和实施后评估。（2016 年 12 月底前完成）

——按照强制性标准制定原则和范围，对不再适用的强制性标准予以废止，对不宜强制的转化为推荐性标准。（2015 年 12 月底前完成）

——开展标准实施效果评价，建立强制性标准实施情况统计分析报告制度。强化监督检查和行政执法，严肃查处违法违规行为。（2016 年 12 月底前完成）

——选择具备标准化能力的社会组织和产业技术联盟，在市场化程度高、技术创新活跃、产品类标准较多的领域开展团体标准试点工作，制定团体标准发展指导意见和标准化良好行为规范。（2015 年 12 月底前完成）

——开展企业产品和服务标准自我声明公开和监督制度改革试点。企业自我

声明公开标准的，视同完成备案。（2015 年 12 月底前完成）

——建立国务院标准化协调推进机制，制定相关制度文件。建立标准制修订全过程信息公开和共享平台。（2015 年 12 月底前完成）

——主导和参与制定国际标准数量达到年度国际标准制定总数的 50%。（2016 年完成）

（二）第二阶段（2017–2018 年），稳妥推进向新型标准体系过渡。

——确有必要强制的现行强制性行业标准、地方标准，逐步整合上升为强制性国家标准。（2017 年完成）

——进一步明晰推荐性标准制定范围，厘清各类标准间的关系，逐步向政府职责范围内的公益类标准过渡。（2018 年完成）

——培育若干具有一定知名度和影响力的团体标准制定机构，制定一批满足市场和创新需要的团体标准。建立团体标准的评价和监督机制。（2017 年完成）

——企业产品和服务标准自我声明公开和监督制度基本完善并全面实施。（2017 年完成）

——国际国内标准水平一致性程度显著提高，主要消费品领域与国际标准一致性程度达到 95% 以上。（2018 年完成）

（三）第三阶段（2019–2020 年），基本建成结构合理、衔接配套、覆盖全面、适应经济社会发展需求的新型标准体系。

——理顺并建立协同、权威的强制性国家标准管理体制。（2020 年完成）

——政府主导制定的推荐性标准限定在公益类范围，形成协调配套、简化高效的推荐性标准管理体制。（2020 年完成）

——市场自主制定的团体标准、企业标准发展较为成熟，更好满足市场竞争、创新发展的需求。（2020 年完成）

——参与国际标准化治理能力进一步增强，承担国际标准组织技术机构和领导职务数量显著增多，与主要贸易伙伴国家标准互认数量大幅增加，我国标准国际影响力不断提升，迈入世界标准强国行列。（2020 年完成）

附录二　在全国中医药标准化工作座谈会上的讲话

卫生部副部长、国家中医药管理局局长　王国强

（2012 年 9 月 27 日）

这次全国中医药标准化工作座谈会，是在深化医药卫生体制改革和贯彻落实《国务院关于扶持和促进中医药事业发展的若干意见》深入推进，中医药事业“十二五”规划全面实施，中医药标准化工作不断推进的时期召开的一次重要会议，在中医药工作中还是第一次召开这样规模和以中医药标准化为主要内容的具有里程碑意义的会议，必将载入中医药发展史册。会议的主要任务是，以邓小平理论和“三个代表”重要思想为指导，深入贯彻科学发展观，认真落实中共中央政治局常委、国务院总理李克强同志关于“强化中医药标准化建设”重要批示精神，回顾“十一五”以来中医药标准化工作进展，正确把握中医药标准化工作面临的形势，进一步明确新时期中医药标准化工作的总体思路、目标和任务，正式成立国家中医药管理局中医药标准化管理协调等三个委员会，总结交流中医药标准化工作先进经验，讨论《中医药标准化中长期发展规划纲要》《加强中医药标准化工作的指导意见》《中医药标准制定管理办法》等文件，进一步解放思想、开拓创新、抓住机遇、奋发有为，推进中医药标准化工作又好又快发展。

首先，请允许我代表卫生部和国家中医药管理局，向长期以来为中医药标准化发展付出艰苦努力的广大中医药工作者表示诚挚的问候！向关心支持中医药标准化工作的国家标准化管理委员会、国家食品药品监督管理局等部门的领导和专家表示衷心的感谢！

下面，我就进一步提高认识、统一思想、明确任务，做好新时期中医药标准化工作讲几点意见。

一、充分认识中医药标准化工作的重要意义

标准化是经济社会发展的技术支撑，是构成国家核心竞争力的基本要素，是国家综合实力的集中体现。在现代社会发展的条件下，标准化已涉及经济社会生活各个领域，深刻影响着经济、政治、社会、文化等领域的发展，成为推动经济增长、社会发展和科技进步的重要途径，成为经济、科技竞争新的制高点，其引

领和支撑产业创新发展的作用日益凸显。欧美等经济发达国家纷纷通过实施标准化战略，提出国家战略目标和举措，将本国技术转化为国际标准，提升本国经济技术水平，增强本国的综合实力和国际竞争力。标准化也是促进国际贸易和保护国家经济利益的重要手段，各国围绕质量、安全、环保等核心指标，通过制定世界贸易组织规定许可的技术标准，凭借标准技术优势，扩大市场份额，实施技术贸易措施，来保护本国经济利益。这些都表明，在经济全球化和科学技术日新月异的今天，标准化水平和程度的领先以及国际标准化领域中的优势，体现经济社会发展水平的先进，意味着在未来的国际竞争中将占据优势地位。

中医药标准化是中医药事业发展的重要组成部分，是一项基础性、战略性、全局性工作，对引领和支撑中医药事业发展具有重要意义，归纳起来，主要有以下几个方面。

（一）标准化是推动中医药学术发展的必然要求

标准是衡量学科成熟度的重要标志，是体现学术发展和技术水平的重要方面，也是推动中医药学术进步的有效方式。中医药标准的制（修）订，体现了最新的学术进展，集中了行业专家的智慧，形成了广泛的共识，能够从整体上提高中医药的学术水平。中医药标准的研究制定、实施、修订、再实施、再修订的不断循环的过程，就是不断推动中医药继承创新、学术进步的过程。如果没有标准化的引领，没有把学术成果以标准的形式固定下来，中医药发展和创新将无从谈起。

（二）标准化是保持和发挥中医药特色优势的有效载体

标准是技术整合凝聚的结晶，通过对中医药的科学属性、理论体系、防治原则、技术方法等进行梳理，运用现代标准化的形式，将中医药已有的理论成果和诊疗方法系统、完整地保存固定下来，加以大力推广，并形成制度机制，不仅可以将中医药的特色通过标准这个载体固定下来，还能更好地促进中医药特色优势的发挥，将中医药的特色优势推广应用到实践中去。

（三）标准化是规范中医药行业管理的重要手段

标准是对法律法规的完善和补充，具有很强的规范性，是政府推进依法行政、履行管理职能、加强市场监管、强化行业管理、提供优质高效的公共服务的必要手段。标准化作为一项重要的技术制度，通过制定、实施中医药标准并对实施情况进行监督，能够紧密贴近发展实际，遵循中医药自身发展规律，使中医药的管理更加科学、公开、公正、透明，进一步提高政府公信力，为中医药事业提供良好的发展环境。加强监管，必须要加强中医药技术标准规范的研究制定，只有在中医药标准化的基础上，才能实现有效的监管。

（四）标准化是保障中医药质量安全的基本依据

标准是质量安全的前提和基础，质量的根本是标准，提升中医药服务质量是推进标准化工作的根本出发点和落脚点。中医药标准是指导中医药服务的基础依据，是规范中医药服务行为的基本准则。中医医疗服务作为涉及人体生命健康的技术服务，每一个环节都有保障质量安全的技术要求。中医药医疗质量相关标准的制定实施，能够促进中医诊疗活动更加规范，维护医患双方的合法权益。中药产品质量安全标准的实施，能够保障广大人民群众的用药安全，进一步提高中医药医疗服务水平。

（五）标准化是中医药成果推广与传播的重要形式

中医药标准是通过对中医药的实践经验、科研成果进行系统整理的基础上，用标准规范形式呈现的技术规定，是中医药技术积累、技术创新与技术传播的平台。标准具有权威性、共识性、制度性，一旦发布，易被广泛传播和应用。随着中医药标准的研究制定和中医药标准体系的系统性建设，越来越多的中医药成果将通过中医药标准应用推广，被广泛传播。

（六）标准化是推进中医药现代化的重要途径

标准化是现代化的重要标志和表现形式。中医药标准化符合时代发展趋势，在事业方面，中医医、教、研、产等各领域的发展，离不开标准化的支撑；在学术方面，只有用标准化、规范化的形式承载中医理论和医疗技术，中医药学才能与时俱进，有更加广阔的发展空间。运用现代科学理论和技术手段，制定科学评价方法和标准，以标准化带动现代化，才能更好地适应时代需求，促进中医药现代化发展。

（七）标准化是促进中医药国际传播的迫切需要

标准是现代国际贸易的基本规则。通过中医药标准化，使中医药服务和产品达到国际技术交流合作与贸易的条件要求，符合国际惯例，促进中医药更好地走向世界，进一步推动中医药资源优势转化为产业、文化和经济优势，保持我国中医药在国际传统医学领域的话语权和应有地位。同时，标准也是国际贸易壁垒的重要措施和手段，各国通过制定实施符合国际贸易规则的技术标准，来限制不符合本国标准服务和产品的进口，保护本国的利益。

二、准确把握中医药标准化工作面临的形势

近年来，中医药发展迎来了难得的战略机遇，也为中医药标准化营造了良好的发展环境，中医药标准化工作得到了重视和支持，取得了积极进展。

（一）中医药标准化工作得到了党和政府的高度重视

近年来，党中央、国务院更加重视中医药工作，做出了一系列重要部署和举措，强调要在深化医药卫生体制改革中充分发挥中医药的作用，国务院专门颁布了《关于扶持和促进中医药事业发展的若干意见》，为中医药发展创造了良好的外部环境。国务院有关部门和地方各级党委政府都加强了对中医药工作的支持，政策措施不断出台，投入力度明显加大，中医药事业在医疗、保健、教育、科研、产业、文化、对外交流与合作等方面都得到了前所未有的发展。

在新的形势下，中医药标准化工作也受到了党和国家的高度重视。胡锦涛总书记2006年在中央政治局第三十五次集体学习发表重要讲话时指出："要推进中医药和民族医药标准化、规范化、现代化。"2011年，国务院总理温家宝同志在主持召开国务院常务会议研究《国家药品安全"十二五"规划》时指出："力争中药标准主导国际标准制定。"国务院总理李克强同志在对2011年全国中医药工作会议的批示中强调："遵循中医药发展规律，突出特色优势，加快传承创新，强化标准化建设，为提高全民健康水平而努力奋斗。"2009年，国务委员刘延东同志在《关于中国传统医药申报人类非物质文化遗产代表名录有关工作进展情况的报告》上批示："关键是加强中医国际标准化，掌握我主动权、话语权。"国务院原副总理吴仪同志在2004年全国中医药工作会议上曾指出，要"重点抓好中医药标准化、规范化研究，抓紧制定一批国家标准和行业标准，以标准化带动现代化"；在2007年全国中医药工作会议上吴仪同志再次强调，"把中医药特色优势以标准、规范的形式固定下来，在此基础上推广开去"。中央领导同志的一系列指示，既为新时期我国中医药标准化发展指明了方向，也对中医药标准化工作提出了迫切要求。

近年来，国务院有关部门对中医药标准化工作给予了大力的支持。国家标准化管理委员会将中医药作为国际突破的重点领域给予支持，并在全国服务标准发展规划中安排中医药标准项目近百项。国家发改委在国民经济和社会发展"十一五""十二五"规划纲要中，都将"推进中医药标准化、规范化"纳入新时期的重点任务。科技部《中医药创新发展规划纲要（2006—2020年）》将中医药标准化作为优先领域，列入国家科技支撑计划重点项目。财政部自2003年始，每年安排财政专项经费对中医药标准化予以支持。教育部与我局共同制定发布了一系列高等本科专科教育中医学、中药学专业设置等标准。

今年4月，我局与商务部、外交部等14部门联合印发《关于促进中医药服务贸易发展的若干意见》，进一步明确了中医药服务贸易发展的目标和任务，特别是关于技术贸易措施体系建设方面，对相关中医药标准的研究制定提出了更加迫切的要求。

（二）中医药标准化工作取得显著进展

“十一五”以来，国家中医药管理局紧密结合国家标准化发展形势与要求，坚持服务于中医药工作全局，全面推进中医药标准化战略，一是制定实施了《中医药标准化发展规划（2006—2010 年）》。围绕中医药标准体系建设和中医药标准化支撑体系建设两大目标任务，加强宏观规划，不断完善管理体制和运行机制，大力推进中医药标准化进程。二是加快了中医药标准制（修）订步伐。在中医基础、技术和管理等领域，围绕中医药事业发展需求，制（修）订了一批国家标准和行业标准。到目前为止，共制（修）订国家标准 27 项，行业及行业组织标准 450 多项。通过各方面的积极努力，初步形成了相对独立、完整的中医药标准体系框架。三是加强了标准化技术组织机构建设。经我局充分酝酿和筹建，国家标准化管理委员会批准，在中医药行业成立了中医、中药、针灸、中西医结合、中药材种子（种苗）5 个全国标准化技术委员会。全国涌现出一批能够承担中医药标准化研究制定的学术组织和机构。四是加强了中医药标准化人才队伍建设。通过中医药标准研究制定、中医药标准化专项培训，锻炼和凝聚了一支能够基本承担中医药标准化工作，医教研产相互配合、精通中医专业技术、熟悉标准管理知识的复合型专家队伍。五是加强了中医药标准的推广应用。紧密结合中医药各项重点工作的开展，以全国第一批 42 家中医药标准研究推广基地（试点）建设为抓手，通过项目带动和加强宣传，大力推动中医药标准的广泛应用。六是加强了中医药标准化工作的组织领导和管理，初步形成了政府主导、行业参与、统筹规划、分工负责的中医药标准化管理体制和运行机制，提升了中医药标准化工作的管理水平。七是地方和行业中医药标准化工作蓬勃兴起。各地都将中医药标准化作为推动地方中医药事业发展的重要举措。内蒙古、新疆、深圳等地积极开展中医药地方标准的研究制定，出台了一批民族医药标准和有地方特点的中医药标准；广东省成立了中医、中药地方标准化技术委员会；上海积极承担国际标准化组织中医药技术委员会秘书处工作，开展中医药国内及国际标准的制定；陕西、湖北等地加强了中医药标准化人员培训；广东省中医院专门成立了标准化研究机构，通过标准化不断提升自身发展水平；北京东直门医院积极探索中医药标准的制（修）订方法和技术，提高标准制（修）订质量和水平；天津天士力、广东康美药业、江苏苏州医疗用品厂等企业，通过推进标准化工作，不断提升产品质量，开拓国内和国际市场；中华中医药学会、中国针灸学会等学术组织近年来积极组织专家，紧紧围绕学术发展和临床诊疗需要，开展中医药国家和学会组织标准的研究制定，发布实施了一大批中医药标准，取得了很好的实效，形成了中医药专家广泛参与，全行业关注支持和参与中医药标准化的良好氛围。

在国际层面，我们把握机遇，争取主动，积极应对中医药国际标准化严峻形势形成的“倒逼”态势，推动中医药国际标准化工作取得了新的进展，话语权和影响力不断增强。一方面，在国际标准化组织（ISO）这个平台上，于2009年推动成立了“中医药（暂定名）技术委员会”（ISO/TC 249），并将秘书处设在我国，实现了历史性突破。ISO/TC 249成立三年来，我们积极提出10项国际标准提案，促成了5个工作组（WG）的建立，并由我国专家担任3个工作组的召集人，进一步掌握主动权和话语权。另一方面，我们在世界卫生组织（WHO）这个平台上，抓住国际疾病分类代码（ICD–11）的有利时机，推动WHO将传统医学纳入国际疾病分类体系，积极组织国内专家提出中医药病证分类代码技术方案。这些进展，体现了我们实质性参与ISO和WHO国际标准化活动的能力不断提升，为增强我国中医药国际标准化综合竞争力，促进中医药更好地走向世界，开辟了前所未有的广阔空间。此外，秘书处设在我国的世界中医药学会联合会制定发布了中医基本名词术语中英、中法、中意对照国际标准和世界中医学本科教育标准、世界中医诊所设置与服务标准等国际组织标准，世界针灸学会联合会也开展了针灸针等国际组织标准的研究制定，实质性地推动了中医药标准国际化进展。

（三）中医药标准化工作面临的困难和问题

在中医药标准化取得成绩的同时，我们应当清醒地认识到，中医药标准化工作还存在许多困难和问题。一是标准化的意识不强。由于传统发展思维模式的局限，目前中医药行业内对中医药标准化的意识还不强，认识还不一致，对中医药标准化在推动中医药事业和学术发展方面的意义和作用还没有引起足够的重视。二是技术难度较大。由于中医药发展历史的原因及自身学科的特点，我们对中医个性化辨证论治的共性规律总结不够，科学研究、成果转化、经验总结等标准化前期基础工作的支持带动不足，中医药标准化理论、方法等关键技术问题研究不够，缺乏国外先进经验成果的吸收借鉴，使得中医药标准化工作较其他领域难度要大很多。三是发展相对滞后。与其他行业相比，中医药标准化工作还处于起步阶段，整体发展水平还不高，标准体系还不健全，标准化支撑体系有待加强，还不能满足中医药事业发展的需求。四是基础薄弱，人才缺乏。中医药标准化工作还没有专门的机构，人才缺乏，从事中医药标准研究制定的人员经验不足，能力水平亟须提高。五是推广应用不够。标准与中医医疗、保健、教育、科研等协调不足，在实践中的主动采用标准程度不高，应用推广不够。

与此同时，中医药标准化面临严峻的国际形势。一是周边一些国家频频在传统文化和传统医学领域，特别是在传统医药国际标准化领域，有意淡化中医学起源和发展于中国的历史，用所谓的“东亚医学”（TEAM）概念取代“中医药”（TCM），有意混淆我国中医药的知识产权。二是通过在国际标准化组织（ISO）竞争设立机构或担任职务，与我抢占中医药国际标准化的制高点。三是通过国际标准提案，与我争夺传统医药标准制定的话语权、主导权。四是加快实施标准化战略，加大对传统医药标准化的支持，抢占先机。

对此，我们必须要有清醒的认识，提高忧患意识、风险意识，增强使命感和责任感，站在国家战略的高度，紧紧抓住历史性机遇，瞄准国际标准制定的主导权，努力把中医药标准制定好、修订好、执行好、推广好，为有效参与国际合作和竞争赢得优势。

三、今后一个时期中医药标准化工作的目标和任务

国家中医药管理局高度重视中医药标准化工作，提出大力实施中医药标准化发展战略，形成了中医药标准化中长期发展规划纲要，进一步明确了今后一个时期中医药标准化发展的指导思想、发展方向、主要目标和重点任务，这次会上也发给了大家，希望大家提出意见和建议。下面，我结合规划纲要的主要内容，再强调以下几点。

（一）进一步理清思路，明确中医药标准化工作的指导思想和总体目标

中医药标准化工作的指导思想是，要以邓小平理论和“三个代表”重要思想为指导，深入贯彻落实科学发展观，紧紧围绕保障和改善民生及深化医药卫生体制改革总体目标，着眼于为人民群众提供安全、有效、方便、价廉的中医药服务，更好地发挥中医药在维护和增进人民群众健康素质中的作用。着眼于推进中医药继承创新，发挥和突出中医药特色优势，提高中医药服务能力和学术水平。立足国内、面向国际，为促进中医药全面发展提供技术保障，全面发挥中医药标准化在中医药事业发展中的引领作用。

中医药标准化工作的思路是，紧紧抓住“十二五”中医药事业发展的战略机遇期，以健全中医药标准体系、强化中医药标准化支撑体系为主要任务，以提高

中医药标准质量和中医标准化水平为核心，以进一步理顺中医药标准化管理体制和运行机制为重点，以解决影响和制约中医药标准化发展的关键问题、进一步夯实中医药标准化工作基础为着力点，以在中医药标准化发展战略研究基础上制定并实施中医药标准化发展规划为抓手，整合优势资源，系统转化医疗、教育、科研成果，全面推进中医药标准化工作在新时期的新发展。

今后一个时期中医药标准化工作的目标是，到2020年，基本建立适应事业发展需要、结构比较合理的中医药标准体系，中医药标准化支撑体系进一步完善，基本满足中医药标准化工作的需求，中医药标准推广应用和监测评价体系初步建立，中医药标准化人才队伍建设明显加强，中医药标准化管理体制和运行机制更加完善，我国实质性参与中医药国际标准化活动的能力有显著提升。

（二）以中医药发展需求为导向，加快推进中医药标准体系建设

中医药标准体系是中医药标准化建设的核心，决定着标准化对中医药事业发展的支撑能力和保障水平。要着眼于当前深化医药卫生体制改革目标和人民群众健康需求，重点围绕中医药“七位一体”全面发展，继续充实和完善中医药标准体系建设。一是扩展领域和范围，加快基础标准和技术标准的制（修）订。基础标准方面，重点围绕中医药名词术语、中医药信息等领域开展标准的制定，在以前工作基础上，进一步提高和完善，这是中医药标准的基石，也是做好中医药标准的基础。技术标准方面，在修订完善已发布的中医各科常见病诊疗指南、针灸技术操作规范的基础上，进一步开展其他科系指南和规范的制（修）订工作。同时，要不断扩展标准化工作领域，着眼于中医药管理的薄弱和空缺领域，加强标准的制（修）订工作，如开展中医养生保健、道地药材、中药配方颗粒等标准的研究制定等，以适应事业发展的新需求。二是突出重点，加强中医药管理标准的制定。管理标准是强化中医药管理的重要依据，是政府转变职能的重要体现。当前，要重点加强中医医疗保健机构、中医药从业人员、中医医疗服务质量安全等领域标准的研究制定，切实制定一批具有中医药特色、反映中医药特点的管理标准。同时，中医药医疗科研教育机构要在贯彻落实国家标准、行业标准的同时，研究制定适应实际需求的工作标准，进一步提高工作效率和管理水平。三是提高标准制（修）订质量。一方面要加强标准制（修）订的管理，严格制（修）订程序，严把审核质量关。这次会上也提交了《中医药标准制定管理办法（讨论稿）》，供大家审议。另一方面，要加强中医药标准制（修）订技术的研究，这是我们行业的弱项，也是制约中医药标准质量的关键环节，这次会来了许多行业的权威专家，希望大家给予关注，加强研究，提出适合中医药标准制（修）订特点的技术方法，不断提高标准制（修）订水平。四是统筹兼顾，实现标准数量、质量、结构、效益均衡发展，加快形成覆盖面广、结构层次合理、质量较高的中医药标准体系。总之，就是要在整体推进的基础上，进一步突出重点，加快建立适应事业发展需要的中医药标准体系。

（三）以提高能力和强化基础为着眼点，切实加强中医药标准化支撑体系建设

中医药标准化支撑体系建设是保障中医药标准化工作顺利实施的基础性工作，必须与标准体系建设同步推进。要以保障中医药标准化工作顺利实施为宗旨，以科技支撑、人才保障、体制创新、协调发展为基本原则，全方位、多角度开展中医药标准化支撑体系建设。一是健全中医药标准化技术组织。在这次会上，我们成立的国家中医药管理局中医药标准化专家技术委员会和国际咨询委员会，是综合性、权威性的技术组织。同时，还要继续加强已经成立的中医、中药、针灸、中西医结合等全国标准化技术委员会的建设，发挥在相关领域标准化建设中的技术支持和指导作用，提高标准化技术服务工作的能力和水平。继续推动民族医药、中医药信息标准化技术委员会的筹建。二是加强中医药标准化研究机构建设。一方面要加强专门的中医药标准研究机构，中国中医科学院正在筹建中医药标准化研究中心；同时，还要在全国高等院校、科研院所、医疗机构中，遴选具有中医药标准化工作基础，并有组织开展中医药标准化研究能力的单位，成立若干中医药标准化技术研究中心，针对性解决影响中医药标准化发展的共性技术问题和关键问题。三是加强中医药标准化人才培养，建立中医药标准化专业人才队伍。今年，财政部安排了中医药标准化培训项目，计划在全国培训 3 万多人，平均每省培训 1000 多人。要加强与有关部门的协调配合，落实好中医药标准化培训项目任务，以项目实施带动人才培养，以人才培养促进中医药标准化发展。

（四）以中医药标准研究推广基地建设为抓手，加强中医药标准的推广应用

中医药标准的实施是中医药标准化活动最重要的环节。标准制定的目的在于应用，取得最大社会效益。一是继续加强中医药标准研究推广基地建设。这是近年来我局开展的中医药标准化建设的重大项目，目的是建立中医药标准研究制定、应用推广、评价反馈相结合的工作机制，目前已经开展的第一批 42 家基地建设工作得到了中央财政的项目支持。下一步，我局将继续加强中医药标准研究推广基地建设，扩大建设单位范围和规模，使之向基层延伸，发挥示范带动作用。二是要形成中医药标准的应用推广机制。要将中医药标准作为重大项目立项、实施建设和评估、验收评审的基本要求，加强标准的执行，形成中医药标准应用推广的工作机制和激励机制。要建立中医药标准实施推广监测体系，探索中医药标准实施动态监测机制，为标准制定、实施、反馈、修订的良性循环提供保障。三是要加强中医药标准的宣传。加强对中医药标准化的舆论引导，树立正确的舆论导向，促进中医药行业进一步统一思想，提高对中医药标准化的认识，在全行业营造学标准、懂标准、用标准的良好氛围。

（五）以加强建立协调机制为切入点，理顺中医药标准化管理体制和运行机制

中医药标准化工作是一项复杂的系统工作，涉及多个领域，牵涉多个部门，既要有政府的引导和政策的保障，又要有行业团体的参与及专家的指导。只有建立科学合理、高效有序、职责明晰的工作机制，才能确保各方面行动一致、协调配合、相互促进，才能实现健康、有序、可持续发展。中医药标准化管理协调委员会成立后，要在有关部门的指导下，广泛调动行业学术团体和医疗、教育、科研机构以及企业的积极性，建立良好的协调沟通平台，逐步建立起政府规划、统筹协调、专家指导、学会为主、基地参与、相关单位实施推广、属地管理的管理体制和运行机制。要进一步明确中医药标准化工作不同主体的定位，明确各自职责任务和工作分工。国家中医药管理局将大力加强行业标准的制（修）订工作，抓好国家标准的归口管理和组织制定工作，做好协调和服务；国家中医药管理局各业务部门要在各自的职能范围内参与中医药标准制定工作，负责相关领域中医药标准的推广应用等工作；地方中医药管理部门要组织好中医药标准宣传贯彻与实施，着眼于发展新兴领域、填补空白领域、提高技术指标水平、体现地方特点的实际需求，先行先试，组织制定好地方标准，将技术成熟的地方标准上升为行业标准、国家标准，甚至国际标准；全国性各中医药学会、协会等行业组织要发挥组织平台作用，发挥专家技术优势，开展好行业组织标准的制定发布。全国中医、中西医结合、针灸、中药、中药材种子（种苗）5个标准化技术委员会，作为标准化工作的技术组织，要严格审核审查中医药标准，做好中医药标准的技术管理工作。中医药标准研究推广基地（试点）建设单位，要发挥带动示范作用，积极参与中医药标准的研究制定，开展中医药标准应用评价和实施推广，加强中医药标准化人员培训，推动建立中医药标准研究制定、应用推广、评价反馈相结合的工作机制。

（六）以ISO/TC 249和WHO为平台，扎实推进中医药标准国际化工作

根据国际需求，抓紧制定一批高质量的中医药国家标准，充分利用国际标准化组织ISO/TC 249及WHO的平台，推动国家标准转化为国际标准。发挥技术对口单位作用，有目的地组织一批国际标准提案的制定工作，建立国际标准项目库。加强对中医药标准国际化专家的培训，做好中医药标准国际化人才储备。加强ISO/TC 249国内秘书处承担单位和技术对口单位的组织管理，发挥其利用国际组织规则为我国服务的目的。积极争取ISO/TC 249成员国的支持，通过各种渠道做好各个层面的国际协调工作，积极争取中医药国际标准制定的话语权和主导权，确保我国在中医药国际标准化领域的领先地位。充分发挥秘书处设在我国的世界中医药学会联合会、世界针灸学会联合会的平台作用，多途径、多渠道、多层面推进中医药标准国际化进程。

四、做好中医药标准化工作的有关要求

（一）提高对中医药标准化工作的认识

要深刻认识标准化在中医药事业发展中基础性、战略性和全局性地位，深刻理解标准化在新时期引领中医药事业发展和学术发展的重要意义，深刻理解标准化是中医药事业继往开来、顺应时代潮流、不断创新发展的重要途径，是中医药不断提升自身水平、推动学术进步、实现历史性变革和跨越式发展的重要方式。要深刻认识中医药标准化服务深化医药卫生体制改革大局的重要作用，深刻理解标准化围绕深化医改目标，着眼于为人民群众提供安全、有效、方便、价廉的中医药服务，在提高中医药医疗保健服务能力和服务水平、体现中医药特色、突出中医药优势等方面所发挥的技术支撑作用。一定要提高对中医药标准化的认识，形成全行业的共识。

（二）把握好中医药标准化工作的原则和策略

一是要整体思维、统筹规划，做好顶层设计，加强战略研究、制定实施发展规划和计划，全面推进中医药标准体系和标准化支撑体系建设，分阶段、有计划、有步骤统筹推进。二是要循序渐进、系统推进、突出重点。要先易后难，从简单的做起，从基础的做起，从容易形成共识的标准做起，稳步推进中医药标准化工作。同时，抓住关键环节，选择重点领域重点项目，重点推进，解决中医药发展中急需和关键的问题。三是要坚持立足需求，注重实用。坚持以中医药事业

发展对标准化的需求为导向，以破解发展难题、引领和支撑科学发展为目标，坚持中医药标准化与中医药发展实际问题和实际需求的紧密结合。四是要坚持整合资源，注重协调。坚持中医药标准化与中医药事业发展的协调，充分吸收中医药科研、中医临床研究基地、重点专科专病、重点学科的研究和实践成果，及时转化为标准。注重将中医药标准研究制定、应用推广、评价反馈和支撑条件建设与中医药医疗、保健、科研、教育、产业、文化发展紧密结合。五是要坚持先内后外、以外促内。坚持国内中医药标准化工作与国际中医药标准化工作统筹，以国内发展为前提，服务和支撑国际化需求与发展，以增强国际标准化话语权和影响力为目标，把握中医药国际标准化发展的契机和形式，扎扎实实做好国内标准化基础工作，奠定中医药国际标准化的坚实基础。六是要坚持政府主导，多方参与。明确政府部门在中医药标准化工作组织协调、宏观规划、政策指引、制度建设等方面的基本定位，鼓励中医药行业及社会各界广泛参与，通过多种渠道和多种方式，凝聚力量，形成全行业、全社会共同参与，全面推进中医药标准化发展的良好格局。

（三）处理好中医药标准化工作中的几个关系

一是要处理好中医个性化与标准化的关系。中医的个性化特点与标准化是辩证统一的，既有关联又有矛盾，但总体上是一致的。不能因为个性化的中医诊疗原则而否定走标准化路子，但是也要防止因为简单片面的标准化规范化，而扼杀了中医的个性化精髓。个性化与标准化是特殊性与普遍性的关系，要在对个体现象进行总结的基础上形成普遍的规律。比如张仲景的《伤寒杂病论》就是一部很好的中医辨证论治的诊疗规范，既强调了中医辨证论治、个性化的诊疗特点，也对中医诊疗原则方案进行了统一和规范，在勤求古训、博采众方的基础上进一步简化、优化，既开创了中医辨证论治的先河，也成了中医药标准化的实践先驱。历代医学大家们都在做总结、提升、标准化工作，如果没有这个过程的话，中医就不会传到今天。

二是要处理好中医药国家标准、行业标准及行业学会、协会标准之间的关系。国家标准和行业标准以及行业学会、协会标准属于不同层级的标准，适用范围也有差异。行业标准是形成国家标准的基础，与国家标准相辅相成，互为补充。对于具有基础性、广泛性、较成熟、易规范、共识性强领域的标准，要开展国家标准制定。对于行业特点明显，应用性强，技术难度大，使用范围基本在业内领域的标准，要加强行业标准的制定。对于那些条件不太成熟、还存在一些争议、有待进一步形成共识的领域的标准，可先制定行业学会、协会标准来先行先试，探索总结经验，成熟后再上升为行业标准及国家标准。

三是要处理好中医药标准化与中医药各项工作的关系。中医药标准化工作不仅是标准化部门的事，也是中医药工作各个部门的事，更是全行业的事。中医药各项工作要与标准化紧密结合、统筹协调。中医药行业各级管理部门、各中医药单位要将标准化融入中医药各项工作之中。要将推进中医药标准化作为本部门行政管理体制改革、转变政府职能重要途径，作为依法行政、依法管理的基本依据，要将标准作为加强中医药管理工作的重要手段，不断提高中医药的管理和服务水平。要积极参与中医药标准的研究制定，将工作成果转化成标准，把形成标准作为工作目标，将中医临床研究基地、中医重点专科（专病）、重点学科、重点研究室等最新成果和进展，转化为中医药标准相关技术内容。要积极推进中医药标准应用和实施。要将标准作为加强中医药管理工作的重要考核内容，形成中医药标准推广应用的工作机制和激励机制，切实推动中医药标准在中医医疗、保健、科研、教育等领域得到广泛应用。

四是要处理好国内标准化工作与国际标准化工作的关系。国内标准化工作是做好中医药国际标准化工作的前提和基础，开展中医药国际标准化工作，首先要从国内工作基础扎实、具有一定实践和研究积累的领域做起，进一步将技术资源和优势，转化为国际标准化的竞争实力，实现中医药标准国际化。同时，要发挥国际标准化带动引领的积极作用，通过中医药国际标准化工作，敏锐把握国际发展动态趋势，加强前沿领域、新兴领域和薄弱领域的研究，有针对性地加强国内基础工作，促进中医药标准化全面健康发展。

（四）加大对中医药标准化工作的统筹协调和保障支持力度

中医药标准化工作总体开展较晚，基础条件还比较薄弱，需要各地方各部门从政策、制度、人才、技术、研究、经费上给予全方位保障和支持。各级中医药管理部门要加强对中医药标准化工作的组织领导，积极争取各相关部门的大力支持，将中医药标准化工作纳入各级中医药事业发展规划，在重大项目、重点工作中将中医药标准化作为重要内容，要加强政策支持与制度建设，研究制定支持中医药标准制定的倾斜政策，出台促进中医药标准推广应用政策措施，建立中医药标准化人才激励政策以及中医药标准化技术专家和工作团队奖励机制。要将中医药标准化人员培训纳入中医药继续教育管理，给予相应的教育学分。将中医药标准制（修）订等工作纳入科研管理，等同科研活动，享有科研课题和评审成果奖励的待遇。各部门、各单位都要为中医药标准化工作、人才培训提供必要工作条件，支持标准化活动的开展。要进一步加大中医药标准化工作经费投入，建立持续稳定的中医药标准化经费保障机制，逐步加大财政投入力度。建立和完善多元化投入机制，引导和鼓励有条件的医疗机构、中药企业等加大标准化活动的投入。

五、充分发挥中医药标准化管理协调、专家技术和国际咨询委员会智囊团作用

中医药标准化管理协调、专家技术和国际咨询委员会是中医药标准化工作的最高技术咨询部门，负责管理层面的统筹协调、技术层面的引领指导、国际标准化工作的建议和咨询，肩负着战略研究、统筹规划、技术支撑的重要职责。希望各位委员肩负起自己的使命和责任，积极投身到中医药标准化建设的工作中来。一要服务发展，以专业技术服务中医药标准化事业。要牢固树立服务发展的意识，更加积极地投身中医药标准化发展主战场，充分发挥技术特长和专业优势，以专业技能服务于中医药标准化发展的大局。二要建言献策，积极发挥决策咨询重要作用。充分发挥思想库作用，针对我国中医药标准化发展中的瓶颈问题和重大问题，深入研究，贡献智慧，建言献策，坦率真诚提出意见建议。要时刻关注国际传统医学领域标准化动态，前瞻国际传统医学领域的发展方向，敏锐把握从中医药事业发展战略需求，引导我国中医药标准化工作的发展。三要举贤荐能，提携培养中医药标准化人才。委员会的各位委员都是有建树的学术带头人、知名学者、技术骨干，发现、培养、提携青年人才是大家的一项重任，要重视中医药标准化工作人才培养和队伍建设，慧眼识才，举贤荐能，广揽英才，使更多的优秀人才加入到中医药标准化队伍中来。四要认真履责，齐心协力推进中医药标准化工作发展。担任委员不仅仅是一种荣誉，更是一种使命、一种责任。希望各位委员各司其职，各尽其责，认真开展各项工作，发扬无私奉献的精神，为中医药标准化的发展不断做出新的更大贡献。

同志们，这次全国中医药标准化工作座谈会的召开，对于我们做好“十二五”时期及今后一个时期的中医药标准化工作，促进中医药科学发展，意义重大。中医药标准化工作使命光荣，任务艰巨，责任重大。让我们以邓小平理论和“三个代表”重要思想为指导，深入贯彻落实科学发展观，以改革创新的精神和求真务实的作风，抓住机遇、迎接挑战，振奋精神、坚定信心，扎实工作、务求实效，努力开创中医药标准化工作新局面，以优异的成绩迎接党的十八大的胜利召开。

附录三　中医药标准化中长期发展规划纲要

（2011—2020 年）

国中医药法监发〔2012〕43 号

为贯彻落实《国务院关于扶持和促进中医药事业发展的若干意见》，促进中医药标准化“十二五”时期及长远的发展，根据《中华人民共和国国民经济和社会发展第十二个五年规划纲要》和《中医药事业发展“十二五”规划》编制本规划纲要，主要阐明中医药标准化工作的战略目标、明确工作重点，是未来十年中医药标准化工作的行动纲领，是建立完善中医药标准体系和中医药标准化支撑体系的基本依据。

一、背景

标准化是经济社会发展的技术支撑，是构成国家核心竞争力的基本要素，是国家综合实力的集中体现。在经济全球化的条件下，标准化已涉及经济社会生活各个领域，深刻影响着经济、政治、社会、文化等领域的发展，成为经济、科技竞争的制高点，成为推动经济增长、社会发展和科技进步的重要途径。

“十一五”时期，中医药标准化工作在党中央、国务院的高度重视和有关部门的大力支持下，全面推进了中医药标准化战略，制定实施了《中医药标准化发展规划（2006—2010 年）》，着力推动中医药标准体系和中医药标准化支撑体系建设，有效应对中医药国际标准化严峻形势，较好地调动了全行业各方面力量和资源，中医药标准化工作有了更好、更快、更大的发展。中医药标准体系建设步伐明显加快，在中医基础、技术和管理等领域，制（修）订中医药国家标准 27 项、行业或行业组织标准 450 多项，实现了“十一五”既定目标，初步建立与中医药事业发展和人民群众健康需求相适应的中医药标准体系。中医药标准化支撑体系建设不断加强，标准化专业技术组织和人才队伍建设取得进展，成立了中医、中药、中西医结合、针灸、中药材种子（种苗）5 个全国专业标准化技术委员会，涌现出一批积极承担中医药标准化研究制定的技术机构和单位，凝聚起一支医教研产相互配合、精通业务技术、熟悉标准化知识和方法的复合型中医药标准化专家队伍。中医药标准的应用推广力度加大，中医药标准在实践中的应用水平持续提升，第一批 42 家中医药标准研究推广基地建设全面展开。中医药标准化管理体制和制度建设得到加强，初步形成了政府主导、行业参与、统筹规划、分工负责的中医药标准化管理体制和运行机制，形成了中医药专家广泛参与，全行业关注、支持和参与标准化的良好氛围。实质性参与中医药国际标准化活动取得了历史性的突破，话语权和影响力不断增强，积极促成国际标准化组织（ISO）中医药标准化技术委员会的成立并承担秘书处工作，推动世界卫生组织（WHO）将中医药等传统医学纳入国际疾病分类代码体系。

同时，中医药标准化工作还存在许多困难和问题。行业内对中医药标准化的意识还不强，认识还不一致，重视还不够；中医药标准化工作基础还很薄弱，整体水平还不高；中医药标准实施推广不够，在实践中主动采用的程度不高；中医药标准化专业人才缺乏，现有人员队伍能力水平亟须提高；中医药标准化技术组织和专业研究机构建设有待加强，标准化管理体制和工作机制还需进一步完善；我国中医药国际标准化工作的能力水平还存在差距，实质性参与国际标准化活动的能力有待加强。

中医药标准化是中医药事业发展的一项基础性、战略性、全局性工作，随着中医药标准化工作的全面推进和不断发展，中医药标准化对中医药事业发展的技术支撑和引领作用不断凸显，越来越成为推动继承创新、促进学术进步的有效途径，成为保持和发扬特色优势的重要载体，成为规范行业管理、加强政府管理工作的重要手段，成为提高服务质量安全水平的基本依据，成为增强综合竞争力、促进中医药国际传播与发展的战略举措。

随着国际上对传统医药价值的重新认识和密切关注，中医药学所蕴含的丰富文化和潜在经济价值日益显现，中医药国际标准化的竞争愈加激烈，对我形成倒逼态势。面对新的形势，我们必须进一步增强责任感和使命感，站在国家战略的高度，抓住机遇，迎难而上，积极应对，奋发有为，为有效参与国际合作和竞争赢得优势。

二、指导思想和发展目标

（一）指导思想

以邓小平理论和“三个代表”重要思想为指导，深入贯彻落实科学发展观，紧紧围绕保障和改善民生及深化医药卫生体制改革总体目标，着眼于推进中医药继承创新和学术进步，更好地发挥中医药在维护和增进人民群众健康中的作用，以推进中医药标准体系和标准化支撑体系建设为重点，以提高中医药标准质量和中医标准化水平为核心，整合优势资源，系统转化医疗、教育、科研成果，立足国内、面向国际，发挥标准化在中医药发展中的基础性、战略性、全局性作用，引领和支撑中医药事业科学发展。

（二）基本原则

——统筹规划，突出重点。坚持统筹规划，做好中医药标准化发展的顶层设计，全面推进中医药标准体系和标准化支撑体系建设。同时，根据发展需要和条件，选择重点领域和项目，着力推进，解决中医药事业发展中的关键问题。

——拓展领域，提升质量。坚持在做好中医诊疗技术标准制（修）订的基础上向中医药预防保健、教育、科研、中药领域的延伸，实现从基础、技术标准领域向管理标准领域的拓展。加强中医药标准研究制定方法的研究和应用，坚持中医药标准研究制定的程序规范、方法科学、公开透明，提升中医药标准质量和水平。

——立足需求，注重实用。坚持以中医药事业发展对标准化的需求为导向，以引领和支撑科学发展，提升中医药医疗、保健、科研、教育、产业质量效益为目标，坚持中医药标准化与中医药发展实际问题和需求的紧密结合。

——整合资源，注重协调。坚持中医药标准化与中医药事业发展的协调，充分吸收中医药科研、中医临床研究基地、重点专科专病、重点学科的研究和实践成果，及时转化为标准。将中医药标准研究制定、应用推广、评价反馈和支撑条件建设与中医药医疗、保健、科研、教育、产业、文化发展紧密结合。

——强化国内，面向国际。坚持国内中医药标准化工作与国际中医药标准化工作统筹，以国内发展为前提，服务和支撑国际化需求与发展，以增强国际标准化话语权和影响力为目标，把握中医药国际标准化发展的契机和形势，带动国内中医药标准化发展。

——政府主导，多方参与。坚持发挥政府部门在中医药标准化工作的组织协调、宏观规划、政策指引、制度建设等方面的主导作用，鼓励中医药行业及社会各界通过各种渠道和方式参与中医药标准化工作，形成全行业全社会广泛参与、共同推进的良好局面。

（三）发展目标

总体目标：到2020年，基本建立适应事业发展需要、结构比较合理的中医药标准体系，中医药标准化支撑体系进一步完善，基本满足中医药标准化工作的需求，中医药标准应用推广和监测评价体系初步建立，中医药标准化人才队伍建设明显加强，中医药标准化管理体制和运行机制更加完善，我国实质性参与中医药国际标准化活动的能力显著提升。

“十二五”时期的具体目标：

——中医药标准体系不断完善。围绕中医药事业发展需求，完成300项中医药标准制（修）订，基本覆盖中医医疗、预防保健、教育、科研、中药等领域。

——中医药标准质量水平明显提高。中医药标准制（修）订技术方法和过程管理更加科学规范，标准适用性增强，90%以上的中医药标准标龄低于5年，国家标准、行业标准、行业组织标准之间的协调性明显提高。

——中医药标准实施效益明显增强。中医药标准应用情况良好，在基层建设一批中医药标准研究推广基地，中医药标准研究制定、应用推广与评价反馈机制基本形成。

——实质性参与国际标准化活动的能力明显提升。提出10～15项中医药国际标准提案，推进3～5项中医药国际标准的制定。

——中医药标准化支撑体系保障能力增强。培养一批中医药标准化专家，形成中医药标准化专家队伍。建设一批标准化研究中心，形成中医药标准化研究平台，中医药科学研究、科技成果转化对标准化的支撑作用更加明显，中医药标准化信息网络平台服务功能显现。

——中医药标准化发展环境进一步优化。中医药标准化管理体制和运行机制进一步完善，中医药标准管理制度基本建立，全行业关注、支持和参与标准化的氛围更加浓厚。

三、重点任务

（一）加强中医药标准化理论和技术研究

积极开展中医药标准化战略及重大问题研究，推进中医药标准化体系、中医药国际标准、中医药标准制（修）订技术等方面研究，提升理论研究对中医药标准化发展的支持力度。重点加强中医标准体系研究、国际标准化发展趋势与动态分析、中医药标准制（修）订技术方法及关键技术、中医药标准新领域前期研究等工作。强化中医药科研成果向标准转化的基本条件和技术方法研究，推进中医药临床、科研与技术标准制（修）订结合。加强中医药标准应用评价技术方法研究，形成评价指标体系和评价规范。加强中医药国际标准动态分析研究。

（二）加强中医药标准体系建设

在整体推进的基础上，进一步突出重点，开展基础、技术、管理等领域中医药标准制定，完善中医药标准体系。在扩展领域的基础上，进一步提升中医药标准质量，为中医药事业发展提供技术支撑。

1. 中医药基础标准　中医药基础标准是标准体系建设的基础。围绕中医药标准中的共性问题，开展名词术语、通用方法等基础标准的研究制定，重点加强中医名词术语、多语种翻译、信息等标准制（修）订。加强中医药名词术语研究成果的转化，制（修）订中医基础理论、临床诊疗、中药、针灸名词术语标准。开展中医药信息基础标准和应用标准的研究制定，加强与国内外健康信息相关标准化机构的联络及标准之间的协调，制（修）订中医电子病历及相关信息标准、中医药统计信息标准、中医药文献信息标准等。开展中药饮片、方剂编码规则研究，制定中药饮片、方剂与物流领域编码标准。

专栏 1　中医药基础标准
01　中医药名词术语标准 重点完成中医基础理论术语、中医临床诊疗术语等国家标准的修订，研究制定中药名词术语、针灸名词术语标准和名词术语翻译标准。
02　中医药信息标准 重点完成中医电子病历及相关信息标准、中医病证分类与代码标准、与卫生健康档案和电子病历系统的接口标准、中医药统计信息标准、中医药文献信息标准等制（修）订。开展中药饮片、方剂与物流领域编码标准研究制定。

2. 中医药技术标准　中医药技术标准是标准体系建设的核心。以提高中医药临床诊疗质量与水平、发挥中医药特色优势为目标，进一步完善现有中医诊疗技术标准体系。完成中医常见病证诊疗指南、针灸治疗指南的制（修）订。探索中西医结合诊疗指南的研究制定。开展中医诊疗指南制（修）订方法研究，制定针灸治疗指南制（修）订通则和评估规范，形成中医标准制（修）订技术规范，进一步提高制（修）订质量和水平。继续推进中医诊疗技术操作规范的研究制定，基本覆盖针灸、推拿等中医常用诊疗技术，加强针灸器材标准的研究制定。开展中医护理技术规范的制（修）订。围绕中医临床疗效评价的关键问题，加强中医疗效评价方法研究和标准制定，重点研究制定重大疾病中医疗效评价标准，修订中医病证诊断疗效标准，为进一步提高中医医疗服务水平提供技术支撑。

专栏 2　中医诊疗技术标准
01　中医临床诊疗指南 完成中医内、外、妇、儿等科临床常见病证诊疗指南的制（修）订，开展中医临床诊疗指南制（修）订技术方法研究，进一步拓展中医临床诊疗指南的病种范围。
02　中医疗效评价标准 修订中医病证诊断疗效标准，开展中医临床疗效评价标准的示范性研究。
03　中西医结合临床治疗指南 探索和制定临床常见病中西医结合治疗指南。

专栏 3　针灸标准
01　针灸技术操作规范 完成针灸技术操作规范制（修）订，研究制定针灸技术操作标准的制（修）订方法，完善针灸技术操作标准体系。
02　常见病证针灸治疗指南 制（修）订常见病证针灸治疗指南，完善针灸治疗标准体系。开展针灸治疗指南制（修）订方法研究，制（修）订针灸临床治疗指南通则及评估规范。
03　针灸器材标准 完成针灸针等国家标准的修订，开展针灸器材标准的研究制定。

围绕中医“治未病”工作，加强中医预防保健技术标准研究制定。开展不同证类的亚健康人群中医预防指南的研究制定。开展中医预防保健康复技术操作规范制（修）订，规范预防保健技术方法。加强药膳技术标准的研究制定，规范引导药膳相关技术方法的使用。选择体现中医药特色优势的康复技术方法，研究制定中医康复技术指南。

专栏 4　中医“治未病”标准
01　中医预防保健指南 开展中医预报保健指南的研究，制定不同证类亚健康人群中医保健指南。
02　中医保健技术规范 开展中医保健技术规范化研究，制（修）订艾灸、膏方、全身推拿等中医养生保健技术操作规范。
03　药膳技术标准 开展药膳食材使用、药膳制作方法的标准化研究，制定一批体现中医药特色优势的药膳技术标准。
04　中医康复技术指南 开展中医康复技术指南的制定，加强中医康复器械设备标准的研究。

进一步加强中药相关技术标准的研究制定。加强中药材种子（种苗）、采收加工标准的研究，开展中药材种子（种苗）术语规范、检验规程、质量标准和中药材原种生产技术规程的研究制定。开展道地药材标准研制，重点开展道地药材标准通则和道地药材示范标准的研究制定，建立适合道地药材鉴别的质量评价方法、鉴别方法等标准，推动道地药材标准体系建设。加强中医临床用药标准制定，制定中药处方、中药调剂、处方给付、中药饮片煎煮等规范，制定中成药临床使用再评价规范。

专栏5　中药标准
01　中药材种子（种苗）标准 完成中药材种子（种苗）术语规范、检验规程、质量标准和中药材原种生产技术规程研究制定。
02　道地药材标准 重点开展道地药材标准通则和道地药材示范标准的研究制定，完成道地药材种植基地标准、规范生产标准、产地加工标准等的制定。
03　中医临床用药标准 开展制定中药处方、中药调剂、处方给付、中药饮片煎煮等规范，完成临床常见病中成药临床使用与再评价指南的制定。

3. 中医药管理标准　开展医疗保健、教育、科研管理等标准的制（修）订。加强中医医疗保健服务机构人员和技术管理标准研究制定，重点开展中医医院建设标准、中医预防保健机构标准、中医医院评审标准的制（修）订，进一步指导中医医疗保健机构的建设与管理。加强中医医院信息化建设和管理标准的研究制定，制（修）订中医医院信息系统功能规范等标准。加强中医医疗质量安全管理标准的制定，重点开展中医医疗文书、医疗质量安全评价等标准的制（修）订，逐步形成中医医疗服务质量安全标准体系。开展中医药从业人员管理标准研究制定，加强中医药行业特有工种职业技能标准的制定，为相关职业教育、职业培训和职业技能鉴定提供科学规范的依据。

专栏 6　中医医疗保健服务管理标准
01　中医医疗保健机构建设管理标准 重点开展中医（中西医结合、民族医）医疗机构设置基本标准、中医医院建设标准、中医医院评审标准等制（修）订。开展中医预防保健服务机构标准的制定。制（修）订中医医院信息化建设基本规范和中医医院信息系统功能规范等标准。
02　中医医疗质量安全管理标准 重点开展中医医疗质量安全管理、评价标准的研究制定，开展中医、中西医结合病历书写基本规范的制（修）订。完成中医医疗机构诊疗服务规范的制定。
03　中医从业人员管理标准 开展中医类别医师考核规范的研究制定，开展中医、中西医结合临床各科及中药、中医护理等专业技术资格考核规范的研究制定。开展中医药行业特有工种职业技能标准制（修）订工作。

开展中医药教育管理标准的研究制定，系统研究制定中医药教育管理标准。与有关部门配合，加强中医药院校教育管理标准制（修）订，支撑推动中医药院校教育综合改革。着力加快中医药毕业后教育和继续教育领域标准的研究制定，不断适应中医药毕业后教育和继续教育发展的现实需求。

专栏 7　中医药教育管理标准
01　中医药院校教育管理标准 重点开展高等学校本科、专科教育中医学、中药学等专业设置基本要求的制（修）订，完成高等学校中医临床教学基地建设基本要求的修订，开展本科教育中医学等专业中医药理论知识与技能基本标准制（修）订。
02　中医药毕业后教育管理标准 重点开展中医住院医师规范化培训、中医类别全科医生规范化培训标准的制（修）订。
03　中医药继续教育管理标准 开展中医药继续教育管理标准的研究制定，修订中医药继续教育基地建设标准。

开展中医科研管理标准体系研究，加强中医药科研管理机构建设管理标准、中医药科研人员管理标准和中医药科研项目管理标准的制（修）订，为推动中医药科学研究健康发展提供技术支撑和保障。

专栏 8 中医药科研管理标准
01 中医药科研机构建设管理标准 开展中医药科研机构科研能力评价的量化考核标准、中医药科研机构研究平台建设规范的制定。开展中医药重点研究室建设标准、中医药科研实验室分级标准修订。
02 中医药科研人员管理标准 开展中医药科研人员资质管理及考核标准的研究制定。
03 中医药科研项目管理标准 开展中医药科研管理规范研究制定，初步构建中医药科技项目评估标准。

4. 民族医药标准 加强民族医药标准的研究制定，鼓励民族地区开展民族医药基础标准和技术标准的研究制定。支持基础条件较好的民族医药领域，开展标准体系研究，研制开展民族医药名词术语等基础标准以及相关标准化。扶持基础条件相对薄弱的民族医药领域，开展标准化前期研究和标准的示范性研究。重点加强藏、蒙、维医药名词术语、临床常见病诊疗指南、诊疗技术操作规范及疗效评价标准的研究制定。开展民族药相关标准的研究制定。

专栏 9 民族医药标准
01 民族医药名词术语 完成藏、蒙、维医药名词术语标准制定，开展其他少数民族医药名词术语标准研究。
02 民族医临床诊疗指南 开展藏、蒙、维医常见病临床诊疗指南的研究制定。
03 民族医药技术操作规范 完成藏、蒙、维医药特色诊疗技术操作规范制定，开展其他民族医药诊疗技术规范的前期研究。

（三）加强中医药标准化支撑体系建设

健全中医药标准化组织体系，建设高水平中医药标准化人才队伍，建立中医药标准化信息平台，为中医药标准化工作提供支持保障。

1. 加强中医药标准化组织机构建设 完善中医药标准化技术组织体系，成立国家中医药管理局标准化管理协调、专家技术和国际咨询委员会，推进民族医药等领域标准化技术委员会的建设。开展中医药各领域标准化研究中心建设，形成中医药标准化研究平台，提高转化中医药科技成果和关键技术问题的攻关能力。

2. 加强中医药标准化人才队伍建设 实施中医药标准化培训专项，以建设一支实践能力强、复合型、外向型中医药标准化人才队伍为目标，开展中医药标准实施推广培训、中医药标准制（修）订人员技术方法培训和中医药标准化高级人才的培训，提升中医药标准化人员整体水平。推进中医药标准化学科建设，鼓励高等中医药院校开设标准化课程、设立标准化专业。建设一批中医药标准化培训基地，制定中医药标准化人员培训计划，建立中医药标准化后备人才库，构建中医药标准化人才培养体系。

3. 加快中医药标准化信息平台建设 推动中医药标准制（修）订网上工作平台和中医药标准化管理信息系统建设。完成中医药各专业标准化技术委员会等专门网站建设，建设中医药标准化资源共享的信息服务平台，满足社会对中医药标准信息服务需求。

（四）加强中医药标准应用推广

加强中医药标准应用推广基地建设，进一步扩大建设单位的范围和规模，严格遴选考核标准，提高中医药标准应用推广基地能力水平，形成中医药标准应用推广的体系。建立中医药标准宣传普及长效机制，开展中医药管理部门、中医医院管理人员的标准化知识轮训。发挥中医药学术组织、行业协会等社会团体的作用，采取多种形式开展面向专业领域技术人员的中医药标准应用推广培训。加强中医药标准的实施和监督，通过标准的宣贯、培训、监督抽查等多种手段的综合运用，推动中医药标准的有效实施。建立中医药标准实施推广监测机制，实现监测信息定期报告、评价和发布。建立中医药标准实施的反馈机制，为标准修订和完善标准体系提供依据。在中医药服务质量评价、中医药科研、教育以及重大项目建设管理中，积极采用中医药标准。

专栏 10　中医药标准化支撑体系建设
01　中医药标准化研究中心建设 建设包括基础与通用标准、中医、中药、针灸等不同领域的 20 个左右中医药标准化研究中心。
02　中医药标准应用推广基地建设 扩大中医药标准应用推广基地建设规模，建设 300 个左右中医药标准应用推广基地，建立中医药标准应用推广和评价反馈机制，加强中医临床各科诊疗指南等技术标准的应用推广和评价。
03　中医药标准化人才队伍建设 重点培养中医药标准化专家 300 名，建立中医药标准化培训基地，培训中医药标准研究制定人员，打造中医药标准化培养平台。
04　中医药标准化信息支撑平台建设 围绕中医药标准化工作，运用现代信息技术，建立中医药标准化信息服务平台，集中医药标准文献共享服务、标准化工作信息管理、中医药标准宣贯推广功能于一体，更好地为中医药标准化工作提供信息技术支撑。

（五）推进中医药国际标准化工作

开展中医药国际标准化发展战略研究。加强中医药国际标准化工作的技术准备，建设中医药国际标准提案项目库，推动中医药质量和安全领域国际标准的制（修）订，推动针灸针、人参种子（种苗）、中医药名词术语、中医临床术语分类与代码、中药煎药机等国际标准制定，开展中药领域和中医药服务贸易领域国际标准研究，积极参与国际标准化组织和世界卫生组织的标准化活动，推动世界中医药学会联合会、世界针灸学会联合会等国际组织标准的研究制定，支持中医药标准化领域政府间、国际组织间、民间的合作交流。支持国内中医药医疗、教育、科研机构和企业承担国际标准化技术机构的秘书处工作，鼓励我国中医药专家担任国际标准化技术委员会、分技术委员会主席、工作组召集人和秘书。鼓励通过举办国际论坛等形式，建立国际标准化沟通平台。

加强中医药国际标准化基础条件建设，建立中医药国际标准化专家委员会，加强中医药国际标准化专家队伍建设，建立国际标准化专家人才库，建设中医药国际标准化人才培养基地。强化对参与中医药国际标准化活动的组织和管理，加强对参与国际标准化活动的支持。建立中医药国际标准化研究基地和信息平台。

专栏 11　中医药国际标准化
01　中医药国际标准化发展战略规划 研究中医药国际标准化发展的总体战略、方针和策略，完成中医药国际标准化发展规划制定，明确战略目标和重点任务。
02　ISO 和 WHO 中医药国际标准研究制定 研究提出 ISO 国际标准化项目计划，形成 ISO 新工作项目提案（NWIP）并推动立项和制定。推动将头皮针、耳穴名称与定位等国家标准转化为世界卫生组织标准。
03　中医药国际组织标准研究制定 积极推动中医药基本名词术语国际组织标准制（修）订，加强中医药基础、技术、管理领域国际组织标准的研究制定。
04　中医药国际标准化人才培养 加强中医药国际标准化活动专家队伍建设，建立国际标准化专家人才库，遴选建设中医药国际标准化人才培养基地。
05　中医药国际标准化研究基地和信息服务平台建设 遴选建设一批中医药国际标准化研究基地，加强中医药国际标准化信息服务平台建设，为中医药国际标准化工作提供支持。

四、保障措施

（一）加强组织领导

将中医药标准化工作纳入各级“十二五”中医药事业发展规划。发挥国家中医药管理局中医药标准化管理协调委员会的作用，协调推进管理标准制（修）订工作。协调有关部门，加强对推进中医药国际标准化工作的组织领导，加大对中医药标准化工作的支持力度，为中医药标准化工作营造良好环境。

（二）完善运行机制

建立中医药标准制（修）订前期预研究机制，优化中医药标准立项协调机制和程序，强化中医药标准制（修）订过程管理。完善中医药标准发布前网上公示制度。加强中医药标准化工作衔接和协调，建立统一管理、分工负责、决策科学、运行顺畅、保障有力的中医药标准化组织管理体系和运行机制。推动形成中医药标准制（修）订项目竞争机制。发挥行业学会、协会等社会团体在中医药标准化工作中的作用。

（三）加强政策支持与制度建设

加大对中医药标准制（修）订前期科学研究的支持力度，出台促进中医药标准应用推广的政策措施。研究制定科学研究支持中医药标准制定的倾斜政策措施，将预期研究结果内的技术标准作为中医临床科研项目立项、评审、结题以及成果报奖的重要考核内容。建立中医药标准化人才激励政策以及中医药标准化技术专家和工作团队奖励机制。健全中医药标准管理制度，研究中医药标准研究推广基地管理制度，提高各类中医药机构主动采用中医药标准的意识、能力和水平。研究制定参与中医药国际标准化活动的组织管理制度。

（四）加强成果利用和资源整合

加大科技成果向中医药标准转化的力度，体现科技创新对中医药标准化的支持和带动作用。进一步加强协调，整合资源，统筹规划中医药标准化的工作方向和任务分工，将中医药标准作为医疗机构中医医疗服务质量安全管理的技术依据，作为中医药教学培训、教材编写遵循的基本依据，作为国家及各级地方政府在中医药重大项目立项、实施建设和评估、验收工作的基本依据和条件。

（五）加大经费投入

完善中医药标准化经费保障机制，在财政预算中逐步加大对中医药标准制（修）订的投入力度。建立和完善多元化投入机制，引导和鼓励有条件的医疗机构、中药企业等加大标准化活动的投入，争取地方配套资金和专项资金支持。强化中医药标准研究中心、标准应用推广基地建设单位以及中医药标准化技术组织挂靠单位的投入保障。加强中医药标准制（修）订经费管理，提高经费使用效益。

（六）加强规划实施与评估

加强规划实施监测和评估工作，完善规划实施动态管理机制。根据规划目标和任务，制定年度工作计划。明确规划实施的责任分工，做好规划各项任务的分解和落实。积极争取各方面支持，组织和动员中医药行业和社会各方面力量，共同推动规划实施。对规划实施进行中期评估，根据评估结果进一步调整、优化，提高规划实施的科学性和有效性。

附录四　中医药标准制定管理办法（试行）

国中医药法监发〔2012〕45号

第一章　总　则

第一条　为了加强中医药（含民族医药）标准化工作，规范中医药标准制定的管理，保证中医药标准质量，促进中医药标准实施，根据《中华人民共和国标准化法》和《中华人民共和国中医药条例》，制定本办法。

第二条　中医药标准是提高中医药学术水平的必然要求，是推动中医药继承创新的有效途径，是保持中医药特色优势的重要载体，是规范中医药管理的必要手段，是保障中医药服务质量安全的基本依据，是促进中医药走向世界的迫切需要，在中医药事业发展中具有基础性、战略性、全局性地位和作用。

第三条　中医药标准制定工作应当围绕医药卫生改革发展的总体目标，着眼于推进中医药继承创新和学术进步，发挥中医药在维护和增进人民群众健康中的作用，以建设结构合理的中医药标准体系为重点，使中医药标准制定过程科学、规范、严格，不断提高中医药标准质量水平。

第四条　本办法所称中医药标准，是指对中医药领域需要协调统一的事项制定的各类技术规定。

第五条　对下列事项，应当制定中医药标准：

（一）中医药基础及通用标准；

（二）中医医疗保健服务相关标准；

（三）中药相关标准；

（四）中医科研、教学有关的技术要求和方法；

（五）中医药行业特有的设备、器具的技术要求；

（六）其他需要统一的中医药技术要求。

第六条　中医药标准按适用范围分为国家标准、行业标准和地方标准。对需要在全国范围内统一的中医药技术要求，应当制定中医药国家标准；对没有国家标准而需要在中医药行业范围内统一的技术要求，可以制定中医药行业标准；对没有国家标准和行业标准，需要在省、自治区、直辖市范围内统一的技术要求，可以制定中医药地方标准。

第七条 中医药标准按实施性质分为强制性标准和推荐性标准。对保障人类健康、安全的标准和法律、行政法规规定需要强制执行的标准是强制性标准。其他标准是推荐性标准。

第八条 中医药标准制定经费纳入财政预算安排，并按照国家有关规定和国家中医药管理局资金管理办法管理。鼓励利用社会资金开展中医药标准研究制定工作。

第九条 中医药标准属于科技成果，可以作为主要起草人专业技术职务任职资格的评审依据。

国家中医药管理局对在中医药标准制定工作中做出突出贡献的单位和个人予以表彰和奖励。

第十条 鼓励公民、法人和其他组织积极参与中医药标准制定工作，宣传普及中医药标准。

第二章 组织结构与职责分工

第十一条 国家中医药管理局负责中医药标准制定工作的管理。

第十二条 国家中医药管理局标准管理部门负责中医药标准的制定及相关管理工作。国家中医药管理局各业务部门在各自职责范围内参与中医药标准制定的立项论证、起草、审查的指导，负责相关领域中医药标准的推广应用等工作。

第十三条 国家中医药管理局商国务院有关部门设立中医药标准化管理协调委员会。根据工作需要，成立中医药标准化专家技术委员会和中医药标准化国际咨询委员会。

第十四条 中医药标准化管理协调委员会主要职责是：

（一）提出中医药标准化建设的方针政策；

（二）审议中医药标准化发展规划；

（三）协调和督导中医药标准化有关工作；

（四）指导中医药标准化专家技术委员会和国际咨询委员会的工作；

（五）提出中医药标准化专家技术委员会和国际咨询委员会成立、调整和撤销的意见；

（六）对中医药标准管理工作其他重大事项提出意见建议。

第十五条 中医药标准化专家技术委员会主要职责是：

（一）对中医药标准化发展战略、规划等重大问题提出意见建议；

（二）审议中医药国家标准、行业标准计划草案，对项目建议提出技术审核意见；

（三）负责中医药国家标准、行业标准（送审稿）的技术审核和已发布标准的复审工作。负责全国性中医药行业组织标准立项、发布备案的技术审核工作；

（四）负责中医药标准的技术咨询，参与中医药标准的推广实施，开展中医药标准实施情况及适用性等评价；

（五）承办国家中医药管理局交办的其他事项。

第十六条 中医药标准化国际咨询委员会主要职责是：

（一）对中医药国际标准化发展战略、规划等重大问题提出意见建议；

（二）审议中医药国际标准提案项目建议，提出技术审核意见；

（三）审议中医药国际标准草案中国技术方案，提出技术审核意见；

（四）承办国家中医药管理局交办的其他事项。

第十七条 国家中医药管理局设立中医药标准化工作办公室，协助国家中医药管理局标准管理部门组织开展中医药标准的制定及相关管理工作，承担中医药标准化管理协调、专家技术和国际咨询委员会的日常工作。

第十八条 中医药各专业标准化技术委员会在国家中医药管理局的领导和中医药标准化专家技术委员会的指导下，负责本专业领域标准制定的技术工作。

第十九条 鼓励和支持全国性中医药行业组织在国家中医药管理局指导下开展标准化工作。鼓励和支持全国性中医药行业组织联合制定标准。

第二十条 地方中医药管理部门在国家中医药管理局的指导下，负责本地区中医药标准化工作。

第三章 标准规划与计划的制定

第二十一条 国家中医药管理局组织制定中医药标准化发展规划和中医药国家标准、行业标准和行业组织标准制定年度计划。

第二十二条 中医药国家标准、行业标准和行业组织标准制定项目，应当符合以下要求：

（一）符合国家有关法律法规、中医药方针政策；

（二）适应中医药医疗、保健、科研、教育、产业、文化以及对外交流合作、监督管理等的需要；

（三）具有充分的科学依据和实践基础，技术先进、切实可行；

（四）优先安排中医药工作急需的标准；

（五）国家中医药管理局规定的其他要求。

第二十三条　任何公民、法人和其他组织可以提出中医药国家标准、行业标准制定项目建议，以书面形式提交中医药标准化工作办公室。项目建议应当包含以下内容：

（一）标准名称；

（二）标准制定的目的、依据和背景；

（三）标准性质及适用范围；

（四）已有的工作基础；

（五）标准风险评估报告；

（六）国家中医药管理局规定的其他内容。

第二十四条　中医药标准化工作办公室对项目建议进行汇总审查，交由相关标准化技术委员会论证后，提出标准制定计划草案报送国家中医药管理局标准管理部门，经征求国家中医药管理局各业务部门意见后，提交中医药标准化专家技术委员会审议。

审议通过的项目，经国家中医药管理局审定后，属国家标准的，由国家中医药管理局报国务院标准化管理部门；属行业标准的，由国家中医药管理局组织制定；属于行业组织标准的，经国家中医药管理局标准管理部门立项备案，由相关全国性中医药行业组织负责制定。

第四章　标准的起草

第二十五条　中医药国家标准、行业标准和行业组织标准起草单位，由国家中医药管理局或授权全国性中医药行业组织采用招标、委托等形式确定。

鼓励医疗、科研、教育机构和企业、社会团体参与标准的起草工作。支持由多个单位组成协作组承担标准起草工作。

第二十六条　中医药国家标准、行业标准和行业组织标准起草单位应当具备下列条件：

（一）具有相关领域和专业较高的学术地位及技术条件；

（二）相关人员接受过标准化知识培训并考核合格；

（三）具有与标准起草相关的研究经历和研究成果；

（四）具有完成标准起草所需的组织机构或管理部门；

（五）在承担各级各类相关项目中无不良记录；

（六）国家中医药管理局规定的其他条件。

第二十七条 中医药国家标准、行业标准和行业组织标准主要起草人应当具备下列条件：

（一）具有相应的高级专业技术职务任职资格；

（二）在标准起草单位从事相关领域工作，具备较高的专业技术水平；

（三）具有相关的项目组织管理工作及标准化工作经验；

（四）接受过国家中医药管理局认可的标准制（修）订技术方法培训；

（五）在承担各级各类相关项目工作中无不良记录；

（六）国家中医药管理局规定的其他条件。

第二十八条 国家中医药管理局标准管理部门应当与起草单位签订项目任务书，具体工作由中医药标准化工作办公室协助办理。

第二十九条 起草单位应当在广泛调研、深入分析研究和试验验证的基础上，按照标准编写规则，起草标准征求意见稿、编制说明及有关附件。

编制说明应当包括下列内容：

（一）工作简况，包括任务来源、协作单位、主要工作过程、标准主要起草人及其所做工作等；

（二）标准编制原则和确定标准主要内容的论据，修订标准时，应增列新旧标准水平对比；

（三）主要试验（或验证）分析与综述报告，技术论证，预期效果；

（四）采用国际标准和国外先进标准的程度，以及与国际、国外同类标准水平的对比情况，或与测试的国外样品、样机的有关数据对比情况；

（五）与相关法律、法规和强制性标准的关系；

（六）重大分歧意见的处理经过和依据；

（七）作为强制性标准或推荐性标准的建议；

（八）贯彻标准的要求和措施建议；

（九）废止现行有关标准的建议；

（十）应当说明的其他事项。

对需要有标准样品对照的，应当制备出相应的标准样品。

第三十条　起草单位在起草过程中应当广泛征求标准使用单位、科研教育机构、企业、行业组织以及专家学者等各方面意见。

国家中医药管理局各业务部门应当积极参与相关标准的制定，加强对标准制定的指导。起草单位应当主动征求国家中医药管理局各业务部门的意见。

第三十一条　征求意见时，需提供标准征求意见稿、编制说明及有关附件。征求意见的期限，一般为两个月。

被征求意见的单位、组织和个人，应当在规定期限内书面回复意见并说明理由，如没有意见也应复函说明。逾期不回复的，按无异议处理。

第三十二条　中医药国家标准、行业标准报送审查前，应当在国家中医药管理局指定网站上公开征求意见，期限不少于两个月。

第三十三条　起草单位应当对征求的意见进行归纳汇总和研究处理，形成意见汇总处理表。未采纳意见的，应当说明理由。对标准进行了重大修改的，应当再次征求意见。

第五章　标准的审查

第三十四条　中医药国家标准、行业标准起草单位完成起草工作后，应当将标准送审稿、编制说明、意见汇总处理表及有关材料提交中医药标准化工作办公室。中医药标准化工作办公室审核后交标准化技术委员会审查。

审查采用会议审查或函审方式。下列情形应当采用会议审查：

（一）强制性标准；

（二）函审中意见分歧较大的；

（三）标准化技术委员会认为应当会议审查的其他情形。

第三十五条　会议审查时，标准化技术委员会秘书处应当在会前一个月将标准送审稿、编制说明及有关附件、意见汇总处理表等提交标准化技术委员会委员。

标准化技术委员会应当就会议审查情况制作会议纪要，重点对本办法第二十九条第（二）至（十）项内容形成评定结论，并附参会人员名单。

第三十六条 函审时，标准化技术委员会秘书处应当将函审通知、标准送审稿、编制说明、意见汇总处理表及有关附件等送达委员。

标准化技术委员会秘书处应当在规定的函审期限结束后，根据反馈的函审意见填写函审结论表，并附函审单。

第三十七条 标准送审稿以标准化技术委员会全体委员四分之三以上同意视为通过。

会议审查时未出席会议的、函审时未按规定时限回复意见的，按弃权处理。

第三十八条 审查未通过的，标准化技术委员会应当出具书面审查意见，说明未通过的理由并提出修改意见，由中医药标准化工作办公室反馈标准起草单位。标准起草单位应当根据审查意见修改，并再次送审。

第三十九条 中医药国家标准、行业标准送审稿通过审查后，标准起草单位应当在 30 日内报批材料，报送中医药标准化工作办公室。

报批材料应当包括以下内容：

（一）中医药标准申报单；

（二）标准报批稿；

（三）标准编制说明及有关附件；

（四）审查会会议纪要和会议代表名单，或者函审单和函审结论；

（五）意见汇总处理表；

（六）采用国际标准或国外先进标准的，应当附所采用国际标准或国外先进标准的原文和译文；

（七）符合印刷、制版要求的插图与附图；

（八）标准报批稿和编制说明的电子文本。

第四十条 中医药标准化工作办公室对标准报批材料进行形式审核，符合要求的，经国家中医药管理局标准管理部门征求国家中医药管理局各业务部门意见后，提交中医药标准化专家技术委员会审核。重点审核以下内容：

（一）报送材料的完备性；

（二）标准制定程序的合法性；

（三）与法律法规、国家有关政策的符合性；

（四）与相关国家标准和行业标准之间的协调性；

（五）重大分歧意见的协调处理情况；

（六）标准文本的规范性。

中医药标准化专家技术委员会应当提出书面审核意见，由中医药标准化工作办公室报送国家中医药管理局标准管理部门。

第六章　标准的发布

第四十一条　审核通过的国家标准报批稿，由国家中医药管理局报送国务院标准化管理部门批准发布。

审核通过的行业标准报批稿，由国家中医药管理局发布，并报国务院标准化管理部门备案。

第四十二条　中医药行业标准发布后，国家中医药管理局应当将其名称、编号、实施日期、主要内容在官方网站上向社会公布。

第四十三条　国家中医药管理局授权出版的中医药行业标准文本为正式文本。

第四十四条　中医药行业组织标准由全国性中医药行业组织发布，报国家中医药管理局备案。

第四十五条　制定中医药标准过程中形成的有关资料，应当按照档案管理规定的要求归档。

第七章　标准的实施

第四十六条　中医药机构和中医药人员应当积极应用实施中医药标准，进行评价和反馈。

中医药机构应当支持本机构人员参与标准化工作，对承担中医药标准起草、应用、推广和评价工作的人员给予奖励。

第四十七条　国家中医药管理局各业务部门和省级中医药管理部门负责管理在中医医疗、预防、保健、康复及中医药教育、科研、文化建设等工作中实施推广中医药标准。

中医药标准化培训纳入中医药继续教育项目，并按照有关规定授予继续教育学分。

第四十八条　国家中医药管理局组织开展中医药标准研究推广基地建设。

中医药标准研究推广基地在国家中医药管理局和省级中医药管理部门组织领

导下，开展中医药标准理论与共性技术方法的研究，负责中医药标准应用推广的示范和指导，承担标准适用性评价和实施效益评价。

第四十九条 国家中医药管理局组织对中医药标准的实施情况进行评估，评估结果可以作为中医药标准复审和修订的依据。

第五十条 国家中医药管理局根据需要，适时组织中医药标准化专家委员会对中医药国家标准、行业标准进行复审，提出国家标准继续有效或者修订、废止的建议，确认行业标准继续有效或者应当修订、废止。

标准复审周期一般不超过五年。

第八章 附 则

第五十一条 中医药地方标准制定的立项、起草、审查、发布等按照国家有关规定执行。

第五十二条 本办法自发布之日起施行。2003 年 10 月 16 日发布的《国家中医药管理局中医药标准制定程序规定》同时废止。

附录五　加强中医药标准化工作的指导意见

国中医药法监发〔2012〕53号

一、充分认识加强中医药标准化工作的重要性和紧迫性

标准化是经济社会发展的技术支撑，是国家综合实力的重要体现，已成为经济、科技竞争的战略制高点，成为现代社会发展的趋势和显著特征。随着经济全球化、科技进步和现代医学的快速发展，人们思想观念、健康理念、生产生活方式以及健康需求都发生了深刻的变化，对中医药的发展提出了更高的要求。在发展环境深刻变化的新形势下，中医药发展也要与时俱进，适应时代发展和社会需求，充分运用标准化这一现代技术制度和方法，不断丰富和发展具有中医药特色的理论和实践。

中医药标准化是中医药事业发展的重要组成部分，是一项基础性、战略性、全局性工作，是在新形势下推动中医药改革发展的必由之路。标准是学科成熟的重要标志，中医药标准化是推动中医药继承创新的主要方式，是提高中医药学术水平的重要途径，是保持和发挥中医药特色优势的有效载体，是规范中医药行业管理的必要手段，是保障中医药质量安全的基本依据，是中医药成果推广与传播的技术平台，是推进中医药现代化的迫切要求，是促进中医药国际传播的纽带和桥梁。近年来，在党和国家的高度重视和有关部门的关心支持下，中医药标准化工作取得了长足进步，中医药标准制（修）订步伐明显加快，标准化支撑体系建设得到加强，推广应用力度进一步加大，管理体制和运行机制不断完善，参与国际标准化活动能力不断提升。同时，我们也应清醒地看到，中医药标准化还不能适应事业发展的需求，中医药标准化工作基础薄弱、人才匮乏的现实条件，行业内标准化意识不强、中医药标准应用推广不够、实质性参与国际标准化活动能力不足的现实状况，制约着中医药标准化发展。中医药标准化成为国际竞争的焦点，面临的形势日益严峻，对我国形成倒逼态势，我国的传统医学大国地位遭遇挑战。进一步转变中医药发展方式、提高中医药继承创新能力、推动中医药学术发展和技术进步，对中医药标准化提出了新的更高要求。因此，加快中医药标准

化建设步伐，提升中医药标准化工作的能力和水平，对保障和促进中医药事业科学发展，具有十分重要的意义。

各级中医药管理部门和中医药机构要充分认识加强中医药标准化工作的重要性和紧迫性，增强使命感和责任感，围绕中医药事业发展的大局，着眼长远，进一步明确思路，采取措施，加大力度，充分利用标准化现代科学技术，促进中医药事业在新时期的新发展。

二、加强中医药标准化工作的总体要求

（一）指导思想

以邓小平理论、“三个代表”重要思想、科学发展观为指导，紧紧围绕保障和改善民生及深化医药卫生体制改革总体目标，着眼于推进中医药继承创新和学术进步，更好地发挥中医药在维护和增进人民群众健康中的作用，以推进中医药标准体系和标准化支撑体系建设为重点，以提高中医药标准质量和中医标准化水平为核心，整合优势资源，注重转化成果，立足国内、面向国际，发挥标准化在中医药发展中的基础性、战略性、全局性作用，引领和支撑中医药事业科学发展。

（二）基本原则

统筹规划，突出重点。坚持统筹规划，加强战略研究，做好中医药标准化发展的顶层设计，以规划为指导，全面推进中医药标准化建设。同时，根据发展需要和条件，选择重点领域和项目，着力推进，解决中医药事业发展中的关键问题。

拓展领域，提升质量。坚持在做好目前中医药标准化工作的基础上，以建立健全中医药标准体系为目标，进一步拓展领域，从中医诊疗领域向中医药预防保健、教育、科研、中药领域延伸，从基础、技术标准向管理标准拓展。同时，进一步提升标准制（修）订质量和水平，坚持中医药标准研究制定的程序规范、方法科学、公开透明，加强中医药标准研究制定技术方法的研究和应用。

立足需求，注重应用。坚持以中医药事业发展对标准化的需求为导向，以引领和支撑科学发展，提升中医药医疗、保健、科研、教育、产业质量效益为目标，开展标准的制（修）订。同时，坚持中医药标准化与中医药发展实际问题和需求的紧密结合，注重加强标准的推广和应用。

整合资源，注重协调。坚持强化中医药标准化工作的资源整合，充分吸收中医药科研、中医临床研究基地、重点专科专病、重点学科的研究和实践成果，及时转化为标准。同时，注重中医药标准化与中医药事业发展的协调，将中医药标准化建设融入中医药医疗、保健、科研、教育、产业、文化发展建设中，建立有

效机制，加强部门协调，广泛充分参与，促进中医药标准化工作高效有序。

强化国内，面向国际。坚持国内中医药标准化工作与国际中医药标准需求协调统筹。以国内发展为基础，强化国内标准的制（修）订和人才队伍建设。同时，服务和支撑国际化需求与发展，扩大中医药交流与合作的工作基础和影响力，及时将国内标准转化为国际标准，逐步实现中医药标准国际化。发挥国际标准化带动引领和倒逼机制作用。

政府主导，多方参与。坚持发挥政府部门在中医药标准化工作的组织协调、宏观规划、政策指引、制度建设等方面的主导作用。同时，鼓励中医药行业及社会各界通过各种渠道和方式参与中医药标准化工作，形成全行业全社会广泛参与、共同推进的良好局面。

（三）总体目标

实施《中医药标准化中长期发展规划纲要（2011—2020年）》，到2020年，基本建立适应事业发展需要、结构比较合理、充分体现特色优势的中医药标准体系，中医药标准化支撑体系进一步完善，基本满足中医药标准化工作的需求，中医药标准应用推广和监测评价体系初步建立，中医药标准化人才队伍建设明显加强，中医药标准化管理体制和运行机制更加完善，我国实质性参与中医药国际标准化活动的能力显著提升，对中医药发展的贡献率明显提高。

三、加快标准化基础工作建设，提高中医药标准化工作的水平

（一）健全完善中医药标准体系

扩展中医药标准制（修）订领域和范围，实现标准数量、质量、结构、效益均衡发展，充实和完善中医药标准体系。加强中医药标准制（修）订的宏观管理和总体规划，以中医药事业发展需求为导向，加强中医药基础、技术、管理和工作标准的制（修）订。中医药基础标准由名词术语标准向中医药信息、中医药标准化共性技术方法标准等领域延伸，夯实中医药标准体系建设的基础。中医药技术标准由中医内妇儿等临床科系常见病诊疗指南和针灸技术操作规范向其他科系诊疗指南、技术操作以及疗效评价标准、中医养生保健技术标准、中药相关技术标准等领域拓展，进一步体现中医药特色优势。中医药管理标准在目前医疗、教育、科研管理标准的基础上，进一步向预防保健机构人员管理、中医医疗质量安全管理等领域覆盖，切实制定一批具有中医药特色、反映中医药特点的管理标准，适应中医药事业发展的新需求。加快中医药标准制（修）订步伐，推进重点领域中医药标准的研究制定。进一步完善中医药名词术语标准，加快中医电子病

历相关标准、中医医院信息化建设管理标准的研究制定。修订完善中医内妇儿等临床科系常见病诊疗指南和针灸技术操作规范，加强中西医结合诊疗指南等技术标准的研究制定，同步推进中医疗效评价标准、中医保健技术操作规范、药膳技术标准、道地药材标准的研究制定。继续完善医疗、教育、科研管理标准，加强中医预防保健机构和人员、中医医疗服务质量安全管理等标准的研究制定。进一步加强民族医药标准的研究制定。

（二）提高中医药标准制（修）订质量

加强中医药标准制（修）订程序管理。落实中医药标准制定管理的有关要求，实施对立项、起草、征求意见、审查等制（修）订各阶段的动态管理，严格审查，促进制（修）订过程更加公开透明。加强国家中医药管理局各业务部门对中医药标准制（修）订工作的业务指导，强化各中医药专业标准化技术委员会的和国家中医药管理局中医药标准化专家技术委员会的两级技术审查审核职责。科学严谨、求真务实推进中医药标准制（修）订工作，不断提升中医药标准水平。引进吸收标准化和现代医学科学的先进方法，形成比较系统的符合中医药特点的通用技术方法，不断提高中医药标准制（修）订工作的规范性和科学性。

（三）夯实中医药标准化工作基础

各级中医药管理部门和中医药医疗、保健、教育、科研机构及企业等单位，要结合实际，积极开展中医药标准化工作，要将标准化工作作为促进学术进步、提升业务能力、提高管理水平的重要措施，在自身经验积累和实践成果的基础上研究制定适应需求的标准规范。在标准规范中要将中医药国家标准和行业标准的各项要求落到实处，更要在相关技术内容和指标上力争高于中医药国家标准和行业标准的要求。夯实完善中医药标准化工作基础，进一步发挥中医药行业学术机构制（修）订标准的作用和积极性，加强工作标准的研究制定，形成较为完善的工作标准体系，发挥中医药标准的整体效益，为中医药国家标准和行业标准的进一步优化完善提供实践基础。

四、加强支撑体系建设，改善中医药标准化工作的基础条件

（一）加强中医药标准化基础研究

开展中医药标准化发展战略研究，积极应对国际形势的挑战和国内发展需求，把握标准化发展趋势和动态，研究提出相关政策措施。推进中医药标准化理论研究，围绕中医药标准化中的知识产权等问题，以理论研究成果进一步指导实践。加强中医药标准化技术方法研究，开展中医药标准制（修）订、应用评价以

及中医药成果向标准转化等技术方法研究，形成较为系统、可操作性强、体现中医药特点的技术方法体系。加强中医药标准制（修）订的前期研究，提出中医药成果向标准转化的基本要求，加强新工作领域标准制定示范性研究，支持标准制定条件还不成熟的领域开展探索性研究。

（二）加强中医药标准化研究机构建设

建立专门的中医药标准化研究机构，提升中医药标准化研究的核心能力。依托现有中医药机构，根据不同领域和学科，建设一批中医药标准研究、转化、推广中心，形成国家级中医药标准化研究团队。加强中医临床研究基地、重点专科专病、重点学科、重点研究室的标准研究和制（修）订能力建设，形成中医药标准研究应用推广的基础平台。加强中医药标准化研究的协作交流，提升中医药标准化研究的整体水平。加快筹建成立中医药信息、民族医药标准化技术委员会。支持各地成立地方中医药标准化研究机构。

（三）加快中医药标准化人才队伍建设

积极探索中医药标准化人才培养途径，把中医药标准化人才队伍建设纳入全国中医药人才队伍体系建设规划，制定实施中医药标准化人才培养计划和项目。推进中医药标准化学科建设，鼓励高等中医药院校开设标准化课程，设立标准化专业。培养一批实践能力强、复合型、外向型的高级中医药标准化人才，建立中医药标准化专家库。加强中医药标准制（修）订人员的培训，探索开展中医药标准制（修）订人员资质水平考核制度。鼓励面向基层开展多种形式的中医药标准化知识普及培训。

（四）提高中医药标准化工作的信息化水平

建立完善中医药标准化信息服务平台，开展中医药标准数据库建设，加强国内外中医药相关标准的信息收集、分析和发布，形成中医药标准化信息服务的主渠道。实现与国家技术标准资源服务平台的链接，解决中医药标准信息资源分散、信息不畅等问题。建设中医药标准化工作管理系统，提高中医药标准制（修）订、应用评价、实施推广等信息化管理水平。

五、加强实施推广及评价，发挥中医药标准化的综合效益

（一）完善中医药标准应用推广机制

标准制定的目的在于应用。各级中医药管理部门要将中医药标准的应用推广作为重要工作职责，在中医药医疗、保健、科研、教育、文化建设等工作中积极推动中医药标准应用和实施，形成中医药标准应用推广的工作机制和激励机制。要在机

构管理、医疗服务评价、教材编写、科研管理、学术著作发表及重大项目建设管理中将中医药标准作为基本依据。各级各类中医药机构和中医药人员要积极实施和应用中医药国家标准、行业标准及地方标准。中医药相关学术组织、标准化技术委员会和中医药标准研究推广基地要加大中医药标准的宣传贯彻力度，提高中医药机构和中医药人员应用中医药标准的意识、能力和水平。开展中医药标准应用推广培训，作为中医药继续教育的重要内容，严格培训的质量管理和效果考评。

（二）加强中医药标准研究推广基地建设

总结省级中医医院的基地建设经验，合理布局建设中医药标准研究推广基地。进一步向基层延伸，在地、县遴选建设一批不同层次中医药标准研究推广基地，充分发挥示范和辐射带动作用，开展好中医药标准应用评价和实施推广，积极参与标准的制（修）订，推动建立标准研究制定、应用推广、评价反馈相结合的工作机制。中医药管理部门要加强对基地建设工作的组织领导，对基地建设单位在标准化工作机构、人才队伍、信息平台、协作网络建设等方面给予支持和保障。

（三）建立中医药标准应用推广及评价体系

建立标准实施情况跟踪评估机制，围绕提高中医药标准适用性和有效性，开展中医药标准应用评价，探索中医药标准推广动态监测机制，完善标准推广信息反馈渠道，建立中医药标准应用推广及评价信息平台。以中医药标准研究推广基地为龙头，带动形成中医药标准应用推广及评价体系。

六、加强分类指导，同步推进民族医药标准化

鼓励民族地区开展民族医药基础标准和技术标准的研究制定。加强分类指导，支持基础条件较好的民族医药领域，加强标准体系研究，开展民族医药名词术语、临床常见病诊疗指南、诊疗技术操作规范及疗效评价标准的研究制定。扶持基础条件相对薄弱的民族医药领域，开展标准化前期研究和标准的示范性研究。重视对民族医药标准化工作的具体指导，加大对民族医药标准研究推广基地建设的投入，开展好民族医药标准应用评价和实施推广，支持民族医药标准化人才队伍建设，提高民族医药人员标准化知识水平，改善民族医药标准化工作的基础条件。

七、把握国际形势，推进中医药标准国际化

（一）加强中医药国际标准化战略研究

加强中医药国际标准需求及发展趋势研究，开展中医药标准国际化策略研

究，为制定参与中医药国际标准化政策措施提供支持。开展中医药相关国际标准的跟踪研究，加强国内标准和国际标准制（修）订工作衔接。

（二）推动实质性参与中医药国际标准制定工作

加大与国际标准化组织、世界卫生组织的工作联系，积极参与国际标准的研究制定，推动将中医药标准转化为国际标准。有计划有重点地研究提出高质量的中医药国际标准提案，建立应对国际需求的国际标准项目库。深化与有关国家在中医药等传统医药标准化领域的合作与交流，积极营造良好环境。充分发挥我国作为国际标准化组织常任理事国以及承担其中医药技术委员会秘书处工作的优势，积极参与中医药国际标准化发展战略、规则、计划的制定。支持秘书处设在我国的世界中医药学会联合会、世界针灸学会联合会联合制定发布国际组织标准。健全工作机制，规范工作程序，强化中医药标准化国际咨询委员会、各中医药标准化技术委员会参与国际标准制定的职责定位。加强国内技术对口单位的能力建设，为有关中医药机构和专家参与国际标准制定提供服务和支持。加大支持力度，引导和带动中医药医疗、教育、科研机构及相关企业参与国际标准制定。

（三）统筹中医药国内标准化工作与国际标准化工作

国内中医药标准化工作是国际标准化的基础，中医药国际标准提案和研究制定，要以转化中医药国家标准、行业标准为基础，从国内工作基础扎实、具有一定实践和研究积累的领域做起，进一步将技术资源和优势转化为国际标准化的竞争实力，实现中医药标准国际化。中医药国际标准化工作，要与国内中医药标准化重点领域紧密结合，实现以内促外。发挥国际标准化引领的积极作用，敏锐把握国际发展动态趋势，带动前沿领域、新兴领域和薄弱领域的研究，有针对性地加强国内基础工作，做到国内国际同步，互为支撑、协调推进。

八、完善体制机制，加强中医药各项工作与标准化建设的统筹协调

（一）完善中医药标准化管理体制，进一步明确中医药标准化工作的职责分工

国家中医药管理局要抓好国家标准的归口管理和组织制定工作，加强行业标准的制（修）订工作，做好综合协调和服务。国家中医药管理局各业务部门要在各自的职能范围内参与中医药标准制（修）订工作，负责相关领域中医药标准的应用推广等工作。地方中医药管理部门要贯彻实施好国家、行业标准，根据实际需求和区域特点组织制定地方标准。全国性各中医药学会、协会等行业组织要发

挥专家技术优势，在一些技术难度较大、有待于形成共识的领域开展行业组织标准的制定发布。国家中医药管理局中医药标准化管理协调、专家技术和国际咨询委员会要强化宏观统筹和技术指导职责，中医药标准化工作办公室要发挥协调和服务作用。各中医药标准化技术委员会要履行好技术管理职责，健全组织机构，严格标准制（修）订技术审查。

（二）建立中医药标准工作协调推进机制

各级中医药管理部门和中医药机构要将标准化融入中医药各项工作之中，在政策制定、工作推动、项目实施、监督评估等方面将标准化建设作为重要内容，实现标准化与中医药医疗、保健、科研、教育、产业、文化“六位一体”协调发展，相互促进，良性互动，整体推进，形成推进中医药标准化建设的强大合力。要将推进标准化作为转变政府职能和依法行政、依法管理的基本依据，不断提高中医药的管理和服务水平。要积极参与中医药标准的制（修）订，主动提出标准制（修）订需求，把形成标准作为工作目标，不断总结实践经验，将工作成果转化成标准。要积极推进中医药标准应用推广，建立中医药标准应用推广的工作机制，将标准作为加强中医药工作的管理考核内容，切实推动中医药标准得到广泛应用。要将中医药标准化人员培训作为中医药人才队伍体系建设的重要任务，把标准化作为人才培养考核的重要内容。要将中医药标准化相关研究作为中医药科研的重点领域，加大对中医药标准前期基础性研究的支持力度，重大科技计划和项目要以形成标准为目标，优先支持中医药标准化研究。加强中医药科研资源对标准化的条件支撑，遴选优质资源支持中医药标准研究推广基地、研究中心等标准化研究平台建设。

（三）加强资源整合，推动中医药成果向标准转化

各级中医药管理部门和中医药机构要将标准化与保障中医药服务质量安全、提高中医药服务水平、保持和发挥中医药特色优势紧密结合，将中医医疗保健服务的实践积累、经验总结和临床研究成果融入标准。加强中医辨证论治的规律性总结和诊疗技术方法的规范化梳理，强化特色优势领域的标准化研究，在诊疗方案、临床路径基础上转化形成诊疗技术标准。加大中医医疗机构管理和建设成果经验向标准转化的力度，在中医医疗机构设施建设同时，提升中医医疗机构管理和内涵建设的标准化水平。加强中医药科研成果转化，系统梳理科研进展及成果，建立科研成果向标准转化的机制。将中医临床研究基地、重点专科专病、重点学科、重点研究室的最新成果转化为标准，进一步体现中医药学术和科研的最新进展。

九、加大保障支持力度，推动中医药标准化快速发展

（一）加强组织领导

各级中医药管理部门和中医药机构要进一步提高对中医药标准化工作的认识，将标准化工作摆上重要议事日程，切实加强对中医药标准化工作的统筹协调和组织领导，将标准化建设纳入当地中医药发展规划和年度工作计划予以重点布置和安排。健全地方中医药管理部门和中医药机构的标准化工作组织机构，安排专人负责，落实工作责任。加大支持力度，为中医药标准制（修）订等标准化工作项目承担单位以及标准起草人等提供必要条件和基本保障。建立标准化工作检查督导制度，对承担的标准化工作任务定期进行督促检查，把标准化工作落到实处。

（二）加大政策支持

研究制定支持中医药标准制（修）订的倾斜政策，出台促进中医药标准应用推广的具体措施。各级中医药管理部门要将中医药标准相关研究作为中医药科研重点领域予以支持，将中医药标准制（修）订项目作为科研项目，将中医药标准制（修）订、应用评价和相关研究作为科研活动，将中医药标准作为科研成果，享受同等待遇。各级中医药管理部门要建立中医药标准化工作激励机制，将标准化工作与技术岗位晋升、技术支撑评定合理挂钩，鼓励专业技术人员参与标准制（修）订工作，对做出突出成绩的单位和个人给予奖励。要将中医药标准化培训与继续教育项目、学分授予等结合起来，调动中医药人员参加中医药标准化培训的积极性。

（三）加大经费投入

各级中医药管理部门和中医药机构要加大中医药标准化工作的经费支持力度，形成持续稳定的经费保障机制，建立与中医药标准制（修）订项目挂钩的长效投入机制。在业务经费中设立标准化工作专项，在中医药科技专项中捆绑标准化项目。同时拓宽经费渠道，鼓励社会各界自筹经费参与中医药标准制（修）订，建立健全以政府投入为主、社会投入为补充的多元投入机制，引导和鼓励有条件的医疗机构、企业等加大投入，切实保障中医药标准化工作的开展。强化标准化经费管理，提高经费使用效益。

附录六　中医药行业标准工作文件参考式样

图 A.1～图 A.8 分别给出了中医药标准制定程序中涉及的主要工作文件参考式样，包括了项目建议书、征求意见稿申报表、征求意见反馈表、意见汇总处理表、送审稿函审单、会议审查意见汇总表、送审稿审查结论表、中医药行业标准申报单。图 A.9、图 A.10 分别给出了中医药行业标准封面式样和中医药行业标准草案封面式样。这些图以推荐性标准作样板，如果是强制性标准则应将图中标准代号中的“/T”删去。图 A.10 中，“标准草案的类型”包括工作组讨论稿、征求意见稿、送审稿或报批稿等。

中医药行业标准项目建议书

填写日期：______ 年 _____ 月 ______ 日

<table>
<tr><td>项目名称（中文）</td><td colspan="4"></td></tr>
<tr><td>项目名称（英文）</td><td colspan="4"></td></tr>
<tr><td>制定或修订</td><td colspan="4">□制定　□修订　*被修订标准编号 ____________________</td></tr>
<tr><td>标准属性</td><td colspan="4">□强制性　　□推荐性　　□指导性技术文件</td></tr>
<tr><td>标准类别 [b]</td><td colspan="4">□基础　□技术　□管理　□方法　□产品　□信息
□中医　□中药　□针灸　□中西医结合　□民族医药　□其他</td></tr>
<tr><td rowspan="2">*对应的国际标准或国外标准情况</td><td>编号和中文名称</td><td colspan="3"></td></tr>
<tr><td>发布机构 [c]</td><td></td><td>一致性程度</td><td>□ IDT
□ MOD
□ NEQ</td></tr>
<tr><td>*转化行业组织标准</td><td colspan="4">*被转化的行业组织标准编号及名称 ____________________</td></tr>
<tr><td>TC/SC 代号及名称</td><td colspan="4"></td></tr>
<tr><td>建议起草单位</td><td colspan="4"></td></tr>
<tr><td>*主管部门</td><td colspan="4"></td></tr>
<tr><td>预计所需时间</td><td colspan="2">□ 1 年　□ 2 年　□ 3 年</td><td>*采用快速程序 [a]</td><td>□ FTP–B
□ FTP–C</td></tr>
</table>

续表

目的、意义或必要性	
范围和主要技术内容	
国内外情况简要说明	
可行性分析	
* 与现行国家标准、行业标准、法律法规、专利等其他文件的关系分析	
* 项目成本预算[d]	
附件清单	□标准建议稿　　□标准大纲 □其他文件，包括 ______
项目建议提出单位意见	项目建议提出人签名： 项目建议提出单位盖章：
注：表中带 * 号的项目可根据实际情况选择填写	
a 如果选择了“FTP–C”，应同时将论证报告作为本建议书附件 b 可多选 c 应选择填写：ISO、IEC、ISO/IEC、ITU、ISO 确认的国际组织、先进国家标准机构、其他组织。如果选择填写了前 5 项，还应填写相应的“一致性程度” d 填写总额和资金来源情况	

图 A.1　中医药行业标准项目建议书式样

中医药行业标准征求意见稿申报表

<table>
<tr><td>计划编号</td><td colspan="3"></td><td colspan="2">项目起止时间</td><td>____年____月至____年____月</td></tr>
<tr><td>项目名称</td><td colspan="6"></td></tr>
<tr><td rowspan="3">工作组
组长信息</td><td>姓名</td><td></td><td>电话</td><td></td><td>电子邮箱</td><td></td></tr>
<tr><td>工作单位</td><td colspan="5"></td></tr>
<tr><td>通信地址</td><td colspan="5"></td></tr>
<tr><td>拟征求
意见时间</td><td colspan="6">_____年____月____日至_____年____月____日，共________天</td></tr>
<tr><td>附件清单</td><td colspan="6">□工作组讨论稿的最终稿　□编制说明
□拟分发的单位和专家名单　□国际标准原文
□国际标准译文　□其他文件，包括________________

工作组组长签名：

__________年_______月_______日</td></tr>
<tr><td>TC 意见</td><td colspan="6">TC 盖章：
__________年_______月_______日</td></tr>
<tr><td>*备注</td><td colspan="6"></td></tr>
<tr><td colspan="7">注：表中带*号的项目可根据实际情况选择填写</td></tr>
</table>

图 A.2　中医药行业标准征求意见稿申报表式样

中医药行业标准征求意见反馈表

填写日期：______年____月_____日

<table>
<tr><td colspan="2">计划编号</td><td></td><td>项目名称</td><td colspan="3"></td></tr>
<tr><td rowspan="2">意见
回复人</td><td>姓名</td><td></td><td>电话</td><td></td><td>电子邮件</td><td></td></tr>
<tr><td>工作单位</td><td colspan="3"></td><td>通信地址</td><td></td></tr>
<tr><td colspan="7">具体意见和建议</td></tr>
<tr><td>序号</td><td>章条编号</td><td colspan="3">意见或建议</td><td colspan="2">理由</td></tr>
<tr><td></td><td></td><td colspan="3"></td><td colspan="2"></td></tr>
<tr><td colspan="7">注：如果需要陈述的技术内容较多，可另附页</td></tr>
</table>

图 A.3　中医药行业标准征求意见反馈表式样

中医药行业标准意见汇总处理表

征求意见日期：______年_____月_____日至______年_____月_____日　　　　填写日期：______年_____月_____日

<table>
<tr><td>计划编号</td><td colspan="2"></td><td>项目名称</td><td colspan="2"></td></tr>
<tr><td colspan="2">意见分发和回收情况</td><td colspan="4">发出征求意见稿__________份，回函__________份，回函并有建议或意见__________份，采纳建议和意见________条</td></tr>
<tr><td colspan="6">意见汇总及处理情况</td></tr>
<tr><td>序号</td><td>原章条编号</td><td>现章条编号</td><td>意见或建议</td><td>提出单位 / 个人</td><td>处理意见</td></tr>
<tr><td></td><td></td><td></td><td></td><td></td><td></td></tr>
<tr><td colspan="6">注 1：表中“原章条编号”填写征求意见稿的章条编号，“现章条编号”填写送审稿的章条编号
注 2：如果需要汇总的意见较多，可以从第 2 页起以“意见汇总及处理情况”下一行作为表头继续填写</td></tr>
</table>

第______页，共______页

图 A.4　中医药行业标准意见汇总处理表式样

中医药行业标准（送审稿）审查函审单

<table>
<tr><td>计划编号</td><td colspan="3"></td><td>项目起止时间</td><td colspan="2">____年___月至____年___月</td></tr>
<tr><td>项目名称</td><td colspan="6"></td></tr>
<tr><td>送审材料发出日期</td><td colspan="6">_______年_____月______日</td></tr>
<tr><td>回函截止日期[a]</td><td colspan="6">_______年_____月______日</td></tr>
<tr><td rowspan="2">回函信息</td><td>姓名</td><td></td><td>电话</td><td></td><td>电子邮箱</td><td></td></tr>
<tr><td>通信地址</td><td colspan="5"></td></tr>
<tr><td colspan="7">投票情况</td></tr>
<tr><td>投票[b]</td><td colspan="6">赞成——————————□
赞成，但有建议或意见——————————□
不赞成，如采纳建议或意见则改成赞成——————————□
弃权——————————□
不赞成——————————□</td></tr>
<tr><td colspan="7">建议或意见，或不赞成的理由[c]

委员签名：
_______年_____月___日</td></tr>
<tr><td colspan="7">a 回函日期晚于“投票截止日期”的，按弃权票处理
b 应在 5 个选项中划选 1 项。凡划选 2 项以上或没有划选，按废票处理
c 委员投票选择“赞成，但有建议或意见”“不赞成，如采纳建议或意见则改成赞成”以及“不赞成”选项时，应填写本栏。可另附页</td></tr>
</table>

图 A.5　中医药行业标准（送审稿）审查函审单式样

会议审查意见汇总表

会议召开日期：______年_____月______日

计划编号			项目名称			
TC 或 SC 代号及名称				参加审查人数	______人，到会委员____人	
序号	姓名	工作单位	联系电话	电子邮箱	是否本 TC 委员	投票情况

图 A.6　中医药行业标准会议审查意见汇总表式样

中医药行业标准（送审稿）审查结论表

<table>
<tr><td>计划编号</td><td colspan="2"></td><td>项目名称</td><td></td></tr>
<tr><td>TC/SC
代号及名称</td><td colspan="2"></td><td>委员人数</td><td>______人</td></tr>
<tr><td rowspan="3">□会议审查</td><td>送审材料
发出日期</td><td>____年____月____日</td><td>会议召开
日期</td><td>____年____月____日</td></tr>
<tr><td colspan="4">到会委员_________人</td></tr>
<tr><td>表决情况</td><td colspan="3">赞成___________票
弃权___________票
不赞成_________票</td></tr>
<tr><td rowspan="3">□信函审查</td><td>投票材料
发出日期</td><td>____年____月____日</td><td>投票截止
日期</td><td>____年____月____日</td></tr>
<tr><td colspan="4">发出投票材料_____份，投票回函_____份</td></tr>
<tr><td>表决情况</td><td colspan="3">赞成______票
赞成，但有建议或意见______票
不赞成，如采纳建议或意见则改成赞成______票
弃权______票
不赞成______票</td></tr>
<tr><td>审查结论</td><td colspan="4">主持审查的主任委员或副主任委员签名：

TC 盖章[a]：
_____年____月____日</td></tr>
<tr><td colspan="5">a 如果没有对应的 TC，则盖中医药标准化专家技术委员会秘书处的章</td></tr>
</table>

图 A.7 中医药行业标准（送审稿）审查结论表式样

中医药行业标准申报单

<table>
<tr><td>计划编号</td><td colspan="2"></td><td colspan="2">项目起止时间</td><td colspan="2">____年____月至
____年____月</td></tr>
<tr><td>标准名称</td><td colspan="6"></td></tr>
<tr><td rowspan="2">秘书处联系人</td><td>姓名</td><td></td><td>电话</td><td></td><td>电子邮箱</td><td></td></tr>
<tr><td>通信地址</td><td colspan="5"></td></tr>
<tr><td>标准属性</td><td colspan="6">□强制性　□推荐性　□指导性技术文件</td></tr>
<tr><td>标准类别</td><td colspan="6">□基础　□技术　□管理
□中医　□中药　□针灸　□中西医结合　□信息　□民族医药　□其他</td></tr>
<tr><td>制定或修订</td><td colspan="6">□制定　□修订　被修订标准编号 ____________</td></tr>
<tr><td rowspan="2">对应的国际标准或国外标准情况</td><td>编号和中文名称</td><td colspan="5"></td></tr>
<tr><td>发布机构</td><td colspan="2"></td><td>一致性程度</td><td colspan="2">□ IDT　□ MOD
□ NEQ</td></tr>
<tr><td>报批材料清单</td><td colspan="6">（1）中医药标准申报单 ________ 份
（2）标准报批稿 ________ 份
（3）标准编制说明及有关附件 ________ 份
（4）送审稿审查结论表 ________ 份
（5）送审稿函审单 ________ 份
（6）审查会议纪要和会议代表名单 ________ 份
（7）意见汇总处理表 ________ 份
（8）函审意见汇总处理表 ________ 份
（9）所采用国际标准或国外先进标准的原文和译文 ________ 份
（10）标准报批稿和编制说明的电子文本</td></tr>
<tr><td>起草单位</td><td colspan="6">工作组组长签名：
工作组组长单位盖章：
____年____月____日</td></tr>
</table>

图 A.8　中医药行业标准申报单式样

ICS
XXX[a]
备案号

ZY

中华人民共和国中医药行业标准

ZY/TXXXX-XXXX
代替 ZY/TXXXX-XXXX

标准名称

标准名称的英文译名
（与国际标准一致性承担的标识）

XXXX-XX-XX 发布　　　　XXXX-XX-XX 实施

国家中医药管理局 发布

注：a 填写中国标准文献分类号。

图 A.9　中医药行业标准封面格式

ICS
XXX[a]
备案号

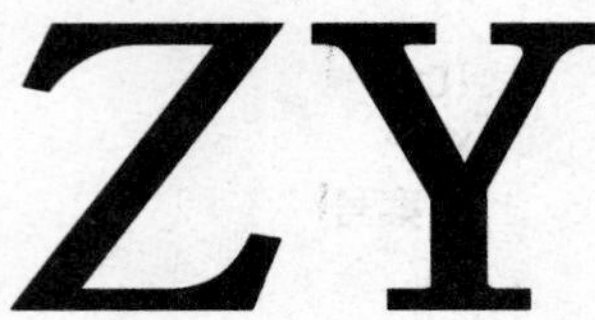

中华人民共和国中医药行业标准

ZY/TXXXX-XXXX
代替 ZY/TXXXX-XXXX

标准名称

标准名称的英文译名
（与国际标准一致性承担的标识）
（标准草案的类型）[b]

本稿完成日期：20XX-XX-XX

在提交反馈意见时，请将您知道的相关专利连同支持性文件一并附上。[c]

XXXX-XX-XX 发布 XXXX-XX-XX 实施

国家中医药管理局 发布

注：a 填写中国标准文献分类号。

b 填写工作组讨论稿、征求意见稿、送审稿或报批稿。

c 适用于工作组讨论稿、征求意见稿和送审稿。

图 A.10 中医药行业标准草案封面格式